口腔健康，开讲啦

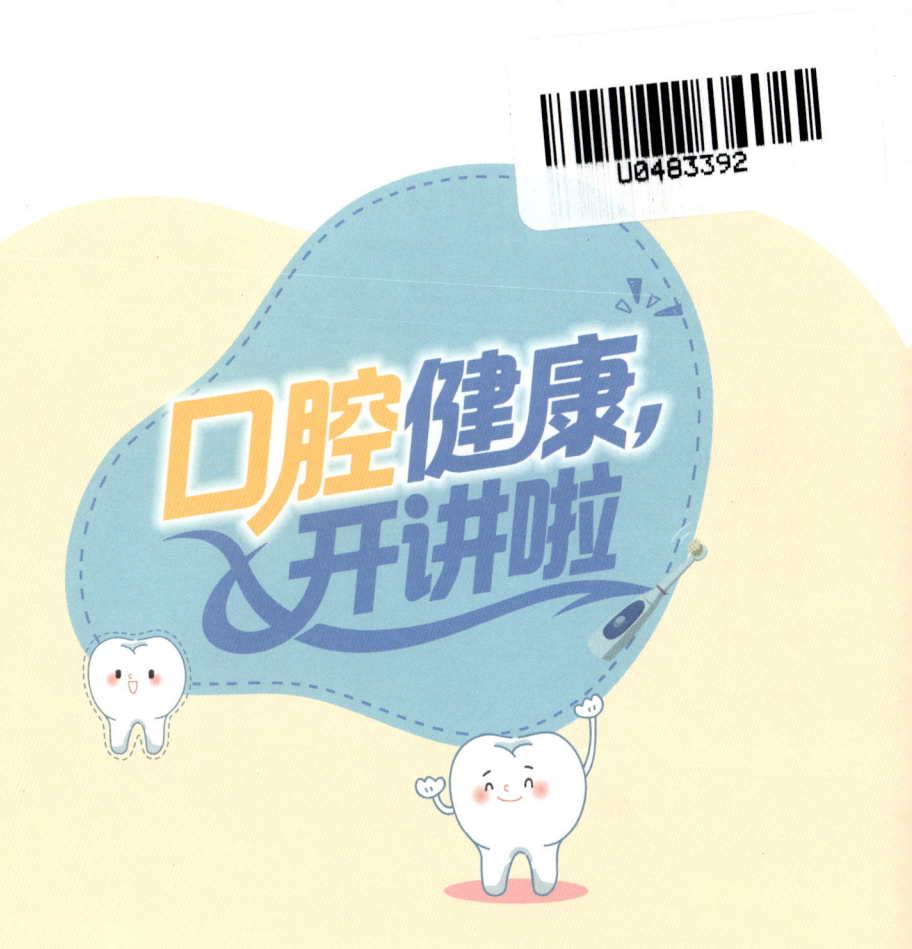

李志勇　张永辉　马思明　王　荣 ◎ 主编

云南科技出版社
·昆明·

图书在版编目（CIP）数据

口腔健康，开讲啦 / 李志勇等主编. -- 昆明：云南科技出版社，2025. 5. -- ISBN 978-7-5587-6150-8

Ⅰ．R78

中国国家版本馆 CIP 数据核字第 2025CK1789 号

口腔健康，开讲啦
KOUQIANG JIANKANG, KAIJIANG LA

李志勇　张永辉　马思明　王　荣　主编

出 版 人：温　翔
策　　划：胡凤丽
责任编辑：汤丽鋆
装帧设计：长策文化
责任校对：秦永红
责任印制：蒋丽芬

书　　号：ISBN 978-7-5587-6150-8
印　　刷：昆明亮彩印务有限公司
开　　本：787mm×1092mm　1/32
印　　张：6
字　　数：115 千字
版　　次：2025 年 5 月第 1 版
印　　次：2025 年 5 月第 1 次印刷
定　　价：68.00 元

出版发行：云南科技出版社
地　　址：昆明市环城西路 609 号
电　　话：0871-64120740

版权所有　侵权必究

编委会

主　编

李志勇　昆明医科大学附属口腔医院

张永辉　昆明医科大学附属口腔医院

马思明　昆明医科大学附属口腔医院

王　荣　昆明医科大学附属口腔医院

副主编

李佳曦　昆明医科大学附属口腔医院

龙艳华　昆明医科大学附属口腔医院

任　静　昆明市第一人民医院

刘桂林　昆明市第一人民医院

母淘超　昆明医科大学附属口腔医院

晏嘉怡　昆明医科大学

参 编（排名不分先后）

冯氏秋莊　云南德康口腔医院有限公司

石汝玉　昆明医科大学

郑　荃　昆明医科大学

杨爱叔　昆明医科大学附属口腔医院

王　琼　昆明医科大学附属口腔医院

李艳苹　昆明医科大学附属口腔医院

冯美琴　昆明医科大学附属口腔医院

钱亚非　昆明医科大学附属口腔医院

普玲丽　昆明医科大学附属口腔医院

李莹梅　昆明医科大学附属口腔医院

刘永坤　昆明医科大学附属口腔医院

伏铁君　昆明医科大学附属口腔医院

目 录
CONTENTS

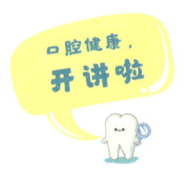

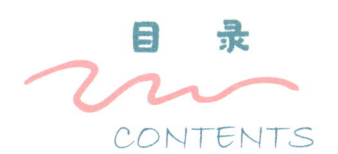

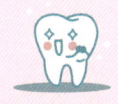

1 第一讲 乳牙小精灵

乳牙的数量和名称 / 3

乳牙成长记 / 4

8 第二讲 健壮大恒牙

切牙 / 10

尖牙 / 10

前磨牙与磨牙 / 11

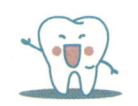

12 第三讲 牙齿的构造

22 第四讲 好好刷牙
选对牙刷是第一步 / 23
不要盲目跟风使用电动牙刷 / 27
采用科学的刷牙方法 / 29

32 第五讲 口腔护理的基本功
口腔护理的重要环节 / 34
维护口腔健康的基石 / 35
儿童口腔健康护理方案 / 37

41 第六讲 龋齿的故事
什么是龋齿 / 42
不同类型的龋齿 / 43

目录

哪些人容易患龋齿 / 46

各年龄段的人都应注意预防龋齿 / 49

55 第七讲 牙齿的"任性出走"

为什么会出现牙齿缺失 / 56

牙齿缺失造成的危害 / 64

牙齿缺损的现状 / 69

70 第八讲 种植牙

什么是种植牙 / 72

种植牙的优点 / 73

种植牙使用的材料 / 74

接受种植牙治疗前需要做的检查 / 75

接受种植牙治疗的注意事项 / 77

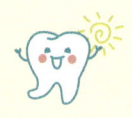

种牙的步骤 / 78

种植牙术后要注意什么 / 80

81 第九讲　牙齿美白

健康牙齿的颜色 / 83

"叛逆"牙齿的"奇装异服" / 84

居家自助牙齿美白方案 / 88

牙齿的专业美白方案 / 93

113 第十讲　口腔异味那些事儿

口腔异味源自哪里 / 115

口腔异味的评估 / 118

预防口腔异味的方法 / 121

目 录

124 第十一讲 让牙齿敏感的"幕后黑手"

导致牙齿敏感的原因 / 126

牙齿敏感的相关检查 / 133

纠正牙齿敏感的方法 / 138

日常生活中预防牙齿敏感的方法 / 144

147 第十二讲 不可不提的牙外伤

什么是牙外伤 / 148

牙外伤高发的人群 / 149

牙外伤的分类 / 150

162 第十三讲 牙齿畸形与正畸

什么是牙齿畸形 / 163

什么是正畸 / 164

牙齿畸形的坏处 / 165

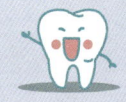

牙齿畸形的预防性治疗 / 168

矫治器的种类 / 170

正畸之后如何清洁牙齿 / 176

177 第十四讲 常见牙周疾病

牙周疾病的类型 / 179

导致牙周疾病的因素 / 181

牙周疾病的症状 / 182

如何预防牙周疾病 / 184

附录 / 186

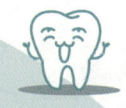

Part 01

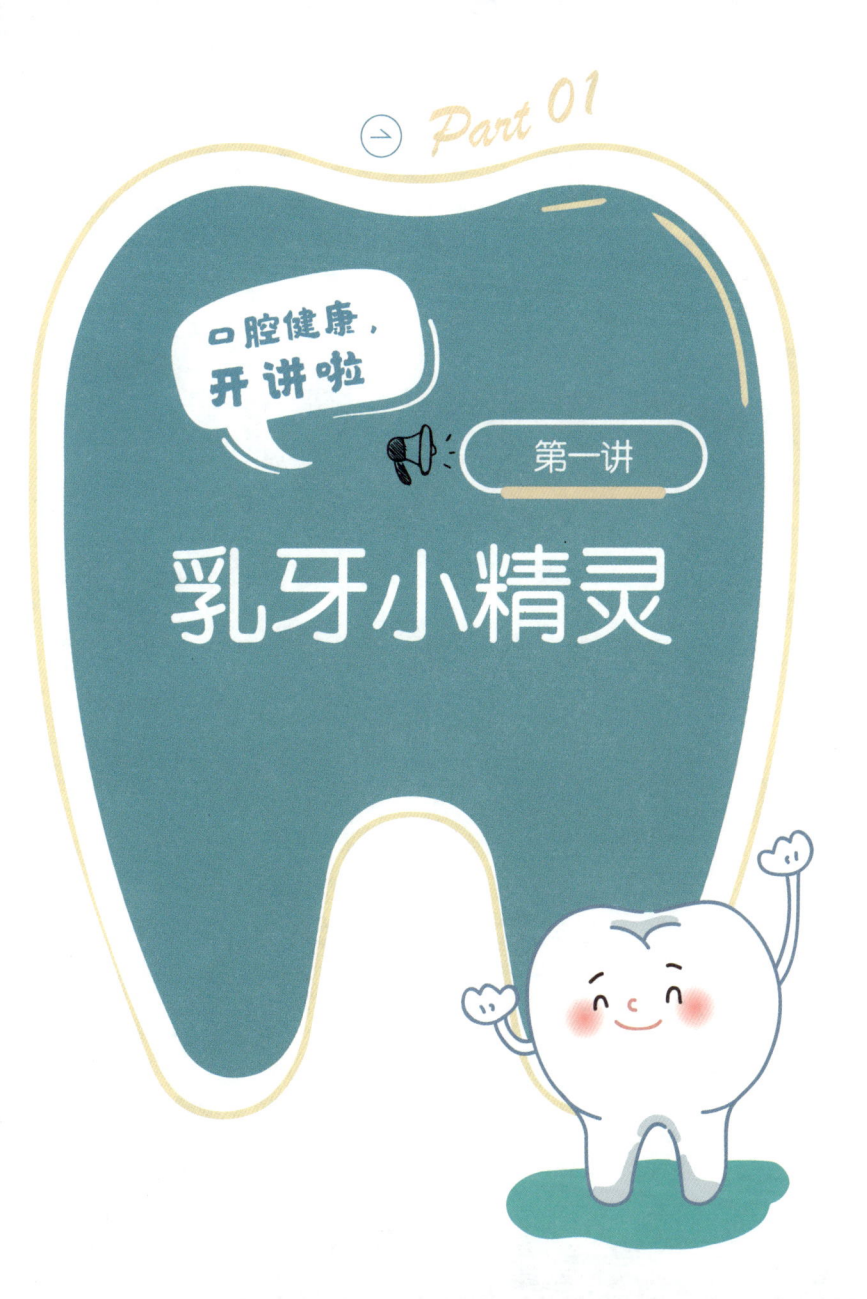

口腔健康,开讲啦

第一讲

乳牙小精灵

众所周知，人在一生中有两副牙齿可以使用，乳牙是第一副牙齿，它们在婴儿的口腔里逐个萌出。这些小巧玲珑的乳牙不仅负责咀嚼食物，更是孩子们探索美食世界的重要伙伴。此外，它们还肩负着促进儿童口腔发育的重要功能。

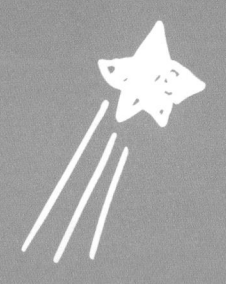

第一讲 乳牙小精灵

乳牙的数量和名称

● 乳中切牙　● 乳侧切牙
● 乳尖牙（犬牙）
● 第一乳磨牙
● 第二乳磨牙

正常情况下，乳牙共有20颗。从口腔中线到两侧，乳牙分别被称为乳中切牙、乳侧切牙、乳尖牙、第一乳磨牙、第二乳磨牙。

乳牙成长记

乳牙的萌出是宝宝生命旅程中一个重要的里程碑。在宝宝出生后的6~8个月,乳中切牙便破龈而出,为宝宝的成长翻开新的一页。

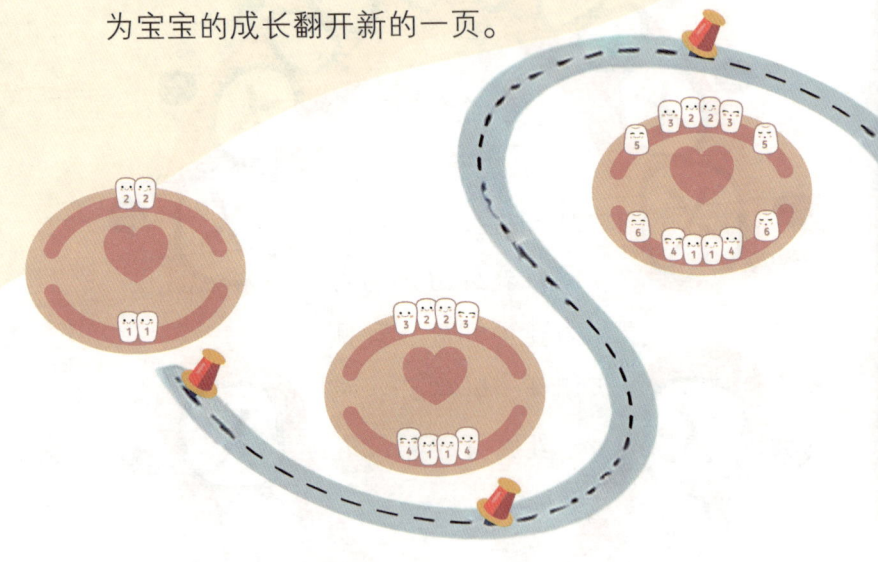

第一讲 乳牙小精灵

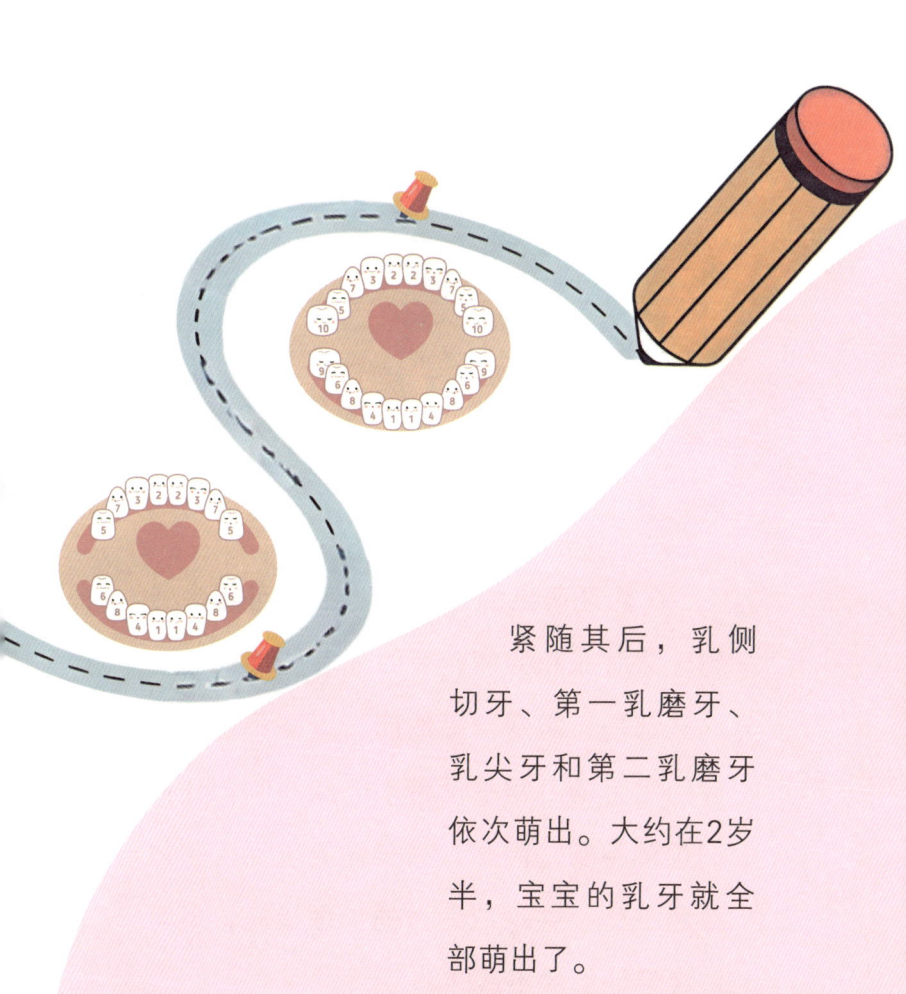

紧随其后,乳侧切牙、第一乳磨牙、乳尖牙和第二乳磨牙依次萌出。大约在2岁半,宝宝的乳牙就全部萌出了。

口腔健康，
开讲啦

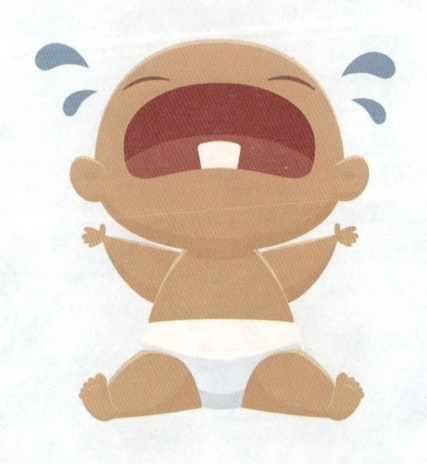

在乳牙萌出的过程中，宝宝可能会感到牙龈肿胀和酸痛，有时还有些痒痒的，这些都是正常现象。然而，这些不适可能会给宝宝的日常生活带来一些影响，让他们烦躁不安。因此，家长需要重视宝宝的口腔卫生，并采取适当的护理措施，尽可能缓解他们的不适感。

第一讲 乳牙小精灵

　　乳牙的萌出是宝宝生长发育过程中的重要环节，它反映了宝宝的口腔和消化系统的发育情况。因此，家长需要密切关注宝宝乳牙的生长情况。如果发现异常要及时向儿科医生咨询，寻求解决办法。

Part 02

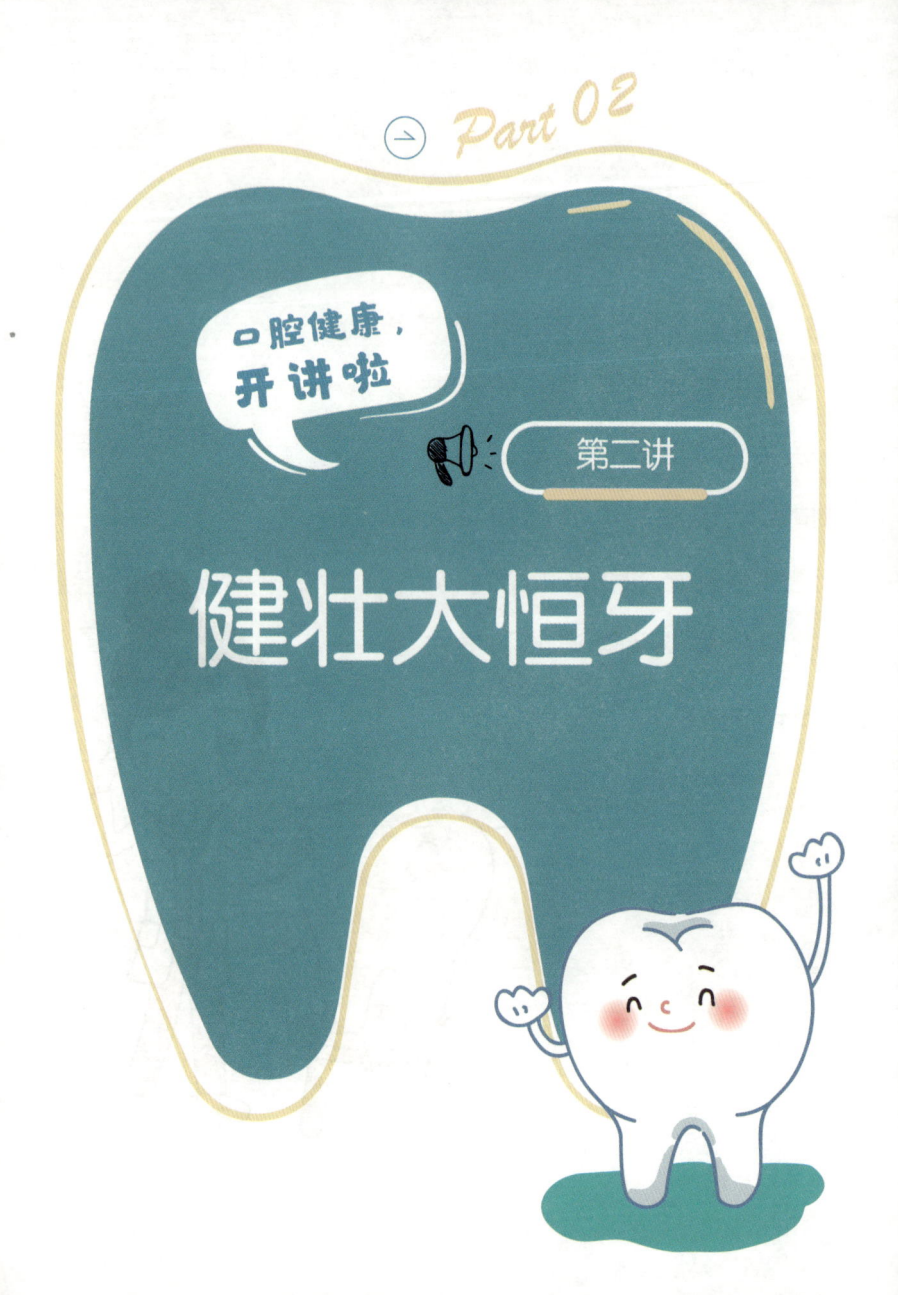

口腔健康，开讲啦

第二讲

健壮大恒牙

成年人一般有28~32颗恒牙。按照形态与功能来划分，恒牙可分为切牙、尖牙、前磨牙和磨牙。

切牙

切牙,也就是"切割牙",包括中切牙与侧切牙,是位于口腔最前方的牙齿,主要用于切割食物。在口腔中部的上、下、左、右侧,各有2颗切牙,一共8颗。切牙也被称为"门牙",就像口腔的大门一样,是所有牙齿中最容易被看到的成员。

尖牙

尖牙位于侧切牙的旁边,共有4颗。它们较为锐利,主要用于撕咬和撕裂食物。尖牙也被称为"犬牙",这个名称源自尖牙的形状,也强调了它们锋利尖锐的特征。

前磨牙与磨牙

前磨牙分为第一前磨牙和第二前磨牙,对应分布在口腔内部上、下、左、右侧。磨牙在口腔内部的上、下、左、右侧各有3颗,即第一磨牙、第二磨牙、第三磨牙(智齿)。磨牙共有12颗,位于口腔深处,有宽大的表面,用于充分咀嚼和磨碎食物。磨牙也被称为"臼(jiù)齿",表示在咀嚼过程中这些牙齿磨碎食物的动作类似于臼磨。

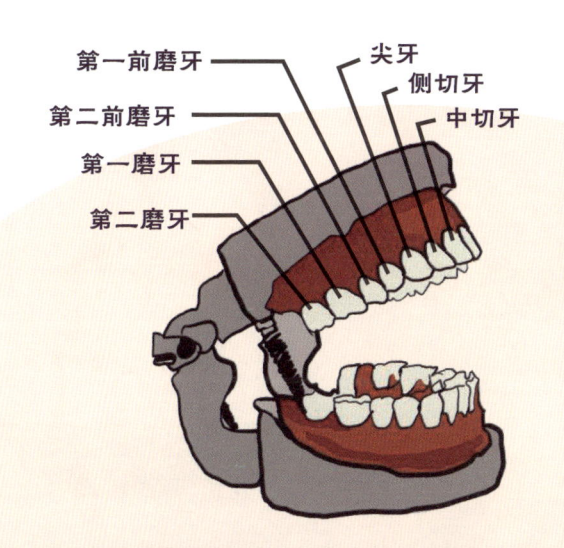

Part 03

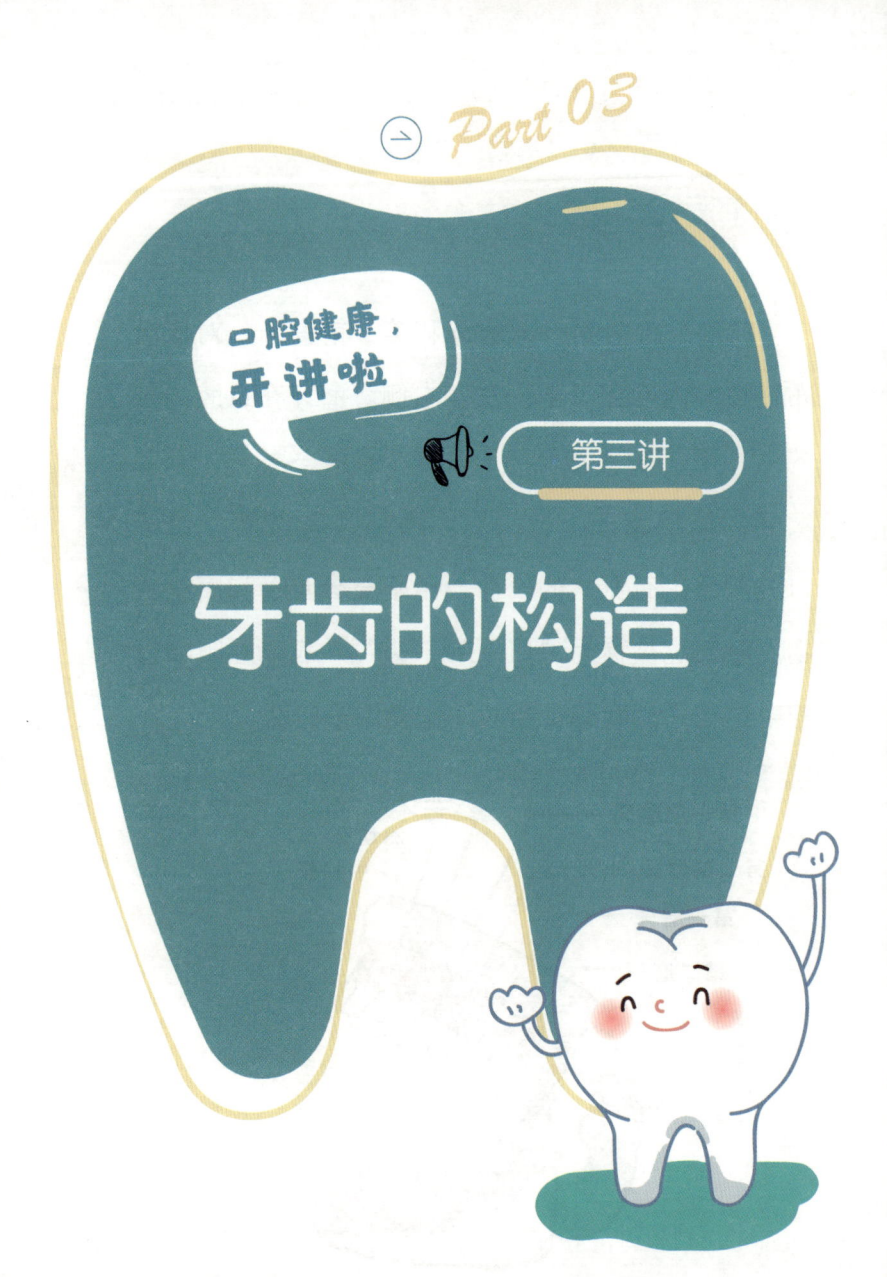

口腔健康，开讲啦

第三讲

牙齿的构造

牙齿都有独特的形状、大小和位置,它们相互配合以确保能够完成正常咬合,发挥咀嚼的功能。

如果将一颗成熟的牙齿竖着切开,我们可以清楚地看到牙齿包含三层硬组织和一层软组织。

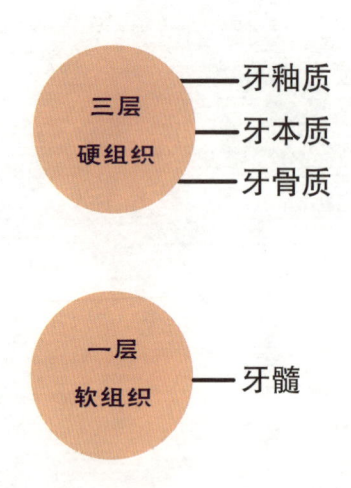

三层硬组织 —— 牙釉质
—— 牙本质
—— 牙骨质

一层软组织 —— 牙髓

第三讲 牙齿的构造

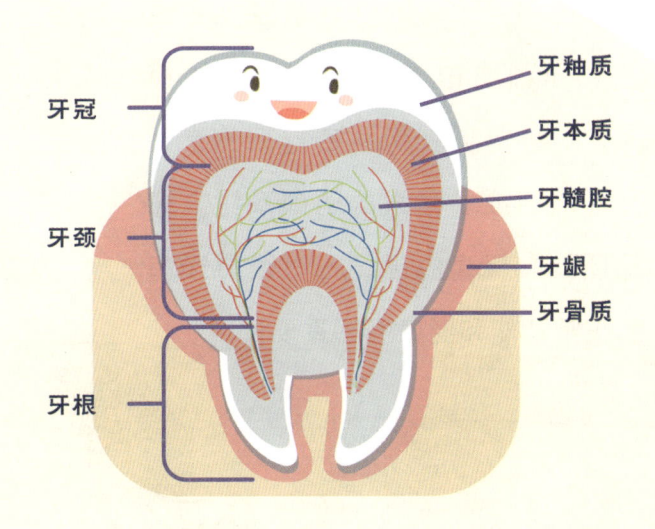

牙冠 — 牙釉质 / 牙本质 / 牙髓腔
牙颈 — 牙龈 / 牙骨质
牙根

牙釉质、牙本质、牙骨质合称为牙体。牙体就是牙齿本身，它由牙冠、牙颈、牙根构成。

牙釉质

牙釉质是牙齿的"盾牌",它将牙齿内部柔软的部分紧紧地包裹着。牙釉质由无数微小的晶体组成,这些晶体就像紧密排列的士兵一样,组成了强大的防御系统。牙釉质具有极高的硬度,对维持牙齿的正常功能和健康发挥重要作用。

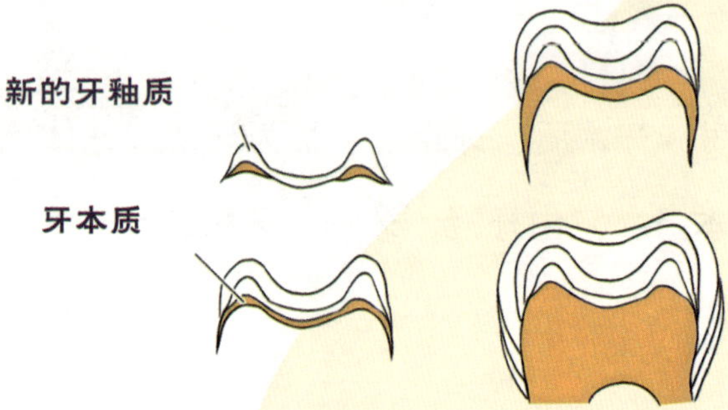

新的牙釉质

牙本质

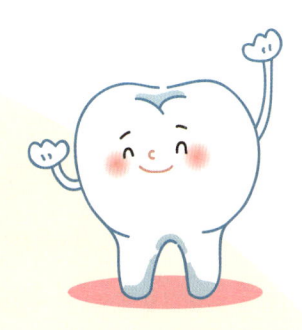

牙本质

牙本质是牙齿的主体，它位于牙釉质与牙髓之间，由牙本质小管、基质和细胞共同构成。牙本质可以保护牙髓免受损伤，并对外部的刺激做出响应。健康的牙本质颜色浅黄，表面闪烁着淡淡的光泽，其硬度仅次于牙釉质。在日常生活中，当牙釉质受到损害时，牙本质就像一名勇敢的战士，坚守岗位，保护牙髓不受损伤，维持牙齿的正常功能。

牙骨质

牙骨质是覆盖在牙齿根部的硬组织，它的主要功能是保护牙齿的根部，防止牙齿脱落和折断。此外，牙骨质还可以修复牙齿根部的缺损。牙骨质是一种非常坚硬的物质，它的硬度比骨头还要高，可以承受口腔内的各种压力和摩擦力。

牙龈

牙龈是围绕在牙齿周围的软组织，它通常呈现粉红色，含有丰富的血管和神经。牙龈在口腔健康中扮演着至关重要的角色，它不仅可以保护牙齿，还能为牙齿提供营养支持。牙龈出现问题可能导致疼痛、出血、感染和牙齿松动等问题。

牙冠

牙冠，牙齿的"颜值担当"，由细腻的牙釉质和牙本质构成，可以防止细菌和食物残渣进入牙齿内部，捍卫牙齿健康。

牙髓

牙髓拥有丰富的血管、淋巴、神经和结缔组织以及成牙本质细胞。牙髓的主要功能是形成牙本质。由于牙髓组织身处牙髓腔中，四壁坚硬，血液只能经由细小的根尖孔进出。牙髓一旦发生炎症，渗出物难以引流，牙髓腔内压力升高，会产生剧烈疼痛。

牙根

牙根通常被牙龈所覆盖，是牙齿重要的组成部分。牙根支撑着牙齿，使其稳固地立于口腔中，并保护牙颈和牙髓。

牙槽骨

牙槽骨与牙周膜和牙龈共同组成了牙周组织，为牙齿提供支撑和营养。牙槽骨的存在让牙齿能够牢固地扎根在口腔中。

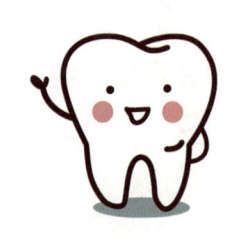

牙周膜

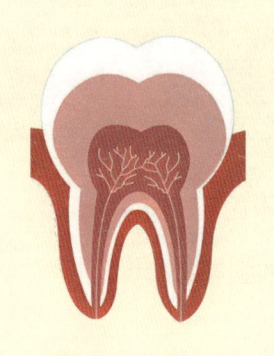

牙周膜是充满弹性的结缔组织，它将牙根与牙槽骨紧密相连。牙周膜能够支持牙齿，缓冲咀嚼时的压力和摩擦力，保护牙槽骨。同时，牙周膜内有丰富的血管，为牙骨质和牙槽骨提供营养。

第三讲 牙齿的构造

每颗牙齿看似都是独立的个体,实则"牵一发而动全身"。一颗牙齿受到损害很容易牵连其他牙齿。所以,我们要重视牙齿健康,一旦发现问题,及早就医是最明智的选择。

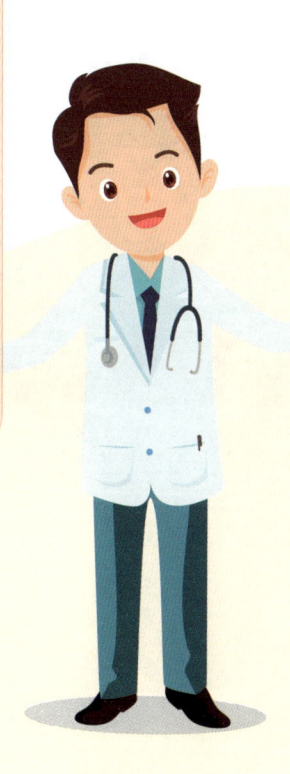

Part 04

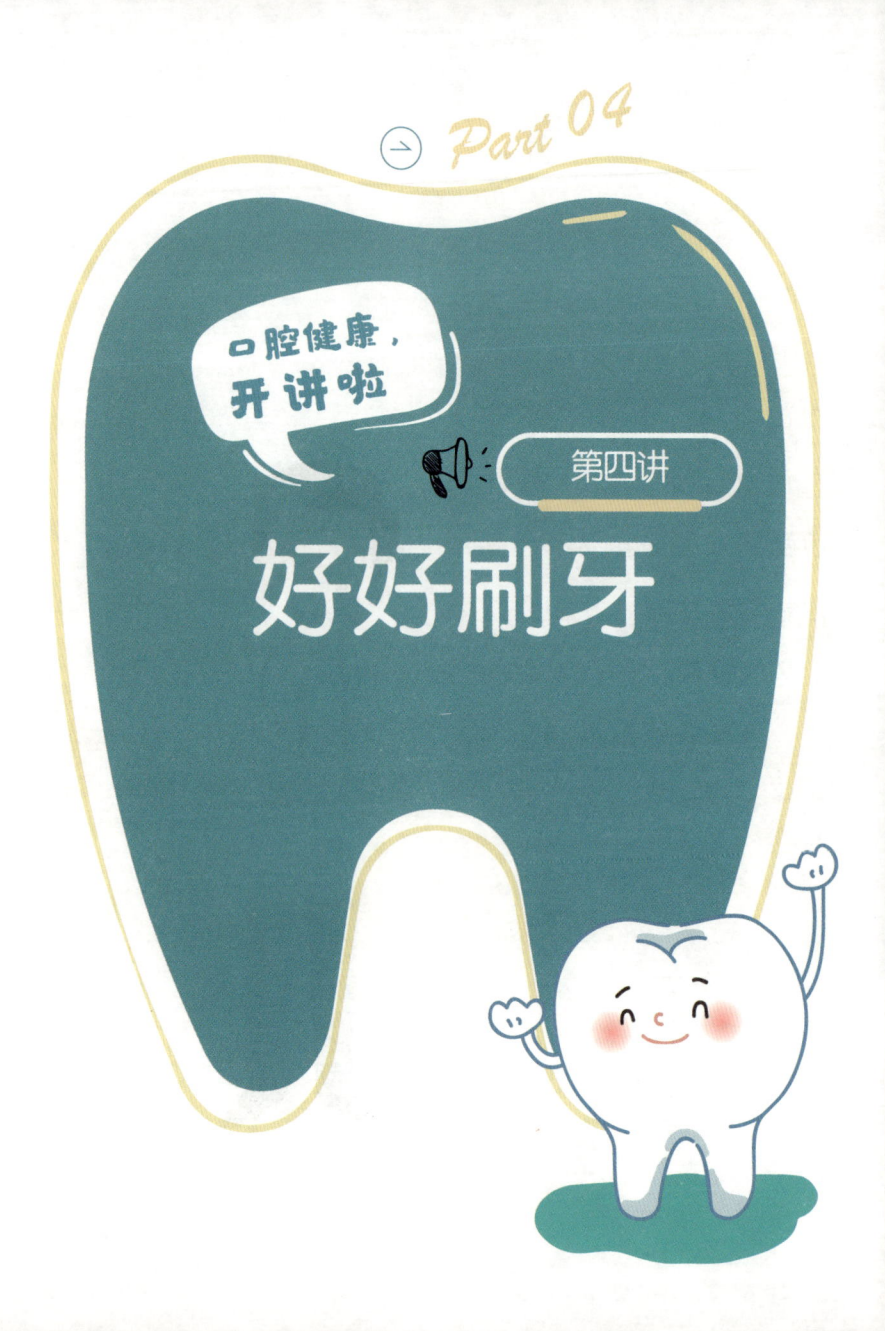

口腔健康，开讲啦

第四讲

好好刷牙

不要盲目跟风使用电动牙刷

电动牙刷虽然有诸多优势，但并不是所有人都适合使用。高龄老人、幼儿，以及患有口腔疾病的人群都不宜使用电动牙刷。

·幼儿（年龄不满4岁）。这个年龄段的儿童通常还没有经历换牙期，牙齿和牙龈都较为娇嫩。电动牙刷的高频振动可能会影响孩子牙齿的正常发育，甚至可能损伤牙齿和牙龈。

·65岁以上的老人。老年人的牙齿开始老化松动，使用电动牙刷可能会加速牙齿脱落。此外，多数老年人患有口腔疾病，使用电动牙刷可能会对他们的口腔健康造成进一步的伤害。

·患有重度牙病的人群。这类人群的口腔耐受度非常低，可能伴有牙龈萎缩、牙齿松动等问题。电动牙刷的高频振动可能会加重牙病，不利于口腔健康。

除了上述三类人群，还有部分人群也不建议使用电动牙刷，例如刚做过口腔治疗（如根管治疗）的人群，以及突发口腔问题的人群。这些情况下使用电动牙刷可能会影响治疗效果或加重口腔问题。

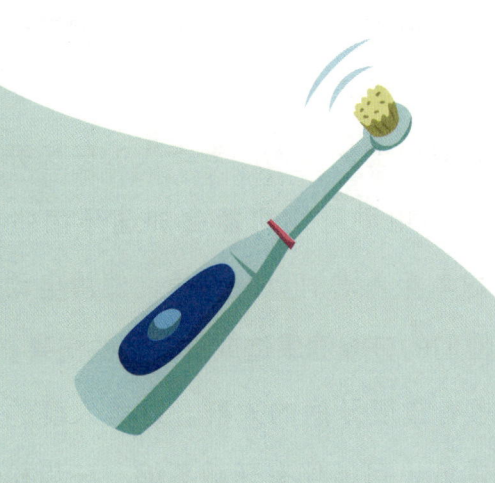

采用科学的刷牙方法

采用正确的刷牙方法是保持口腔卫生的有效措施。刷牙方法不当不仅无法保证口腔健康，还可能对牙齿造成损伤。

水平颤动拂刷法

水平颤动拂刷法，又称改良巴氏（Bass）刷牙法，是一种能够有效清除龈沟内和牙面菌斑的刷牙方法。

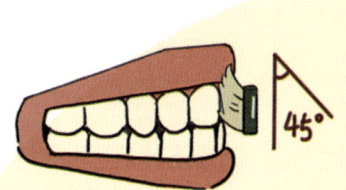

1. 手持刷柄，刷毛与牙根部保持45°，刷毛指向牙根方向，轻微加压，使部分刷毛进入龈沟，部分置于龈缘上。

口腔健康，开讲啦

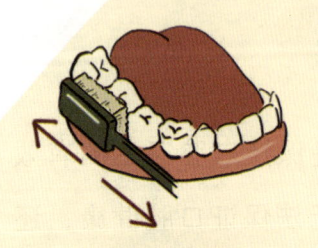

2. 刷牙时以2~3颗牙为1组，短距离(约2mm)水平颤动牙刷4~6次。要避免动作过大变成横刷。

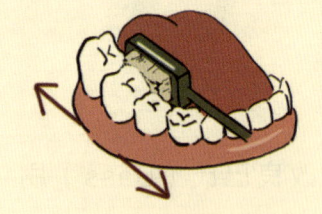

3. 牙齿内侧面也使用同样的刷法。

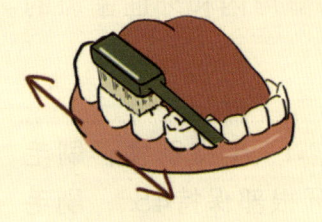

4. 咬合面上的窝沟内容易有细菌"藏身"，一定要注意清洁。

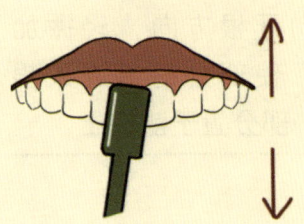

5. 保证牙齿正面、内侧面及咬合面都被刷到。

圆弧刷牙法

圆弧刷牙法,又称Fones刷牙法,这种方法更适合小朋友。

1. 上、下牙轻轻咬住,稍用力从上牙刷至下牙,刷牙时保持连续圆弧形轨迹。

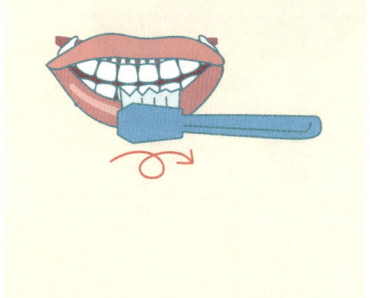

2. 舌侧面与腭侧面需往返刷动,由上牙刷到下牙。刷前牙内侧时,要将牙刷竖起,使用顶端刷毛上下刷动。

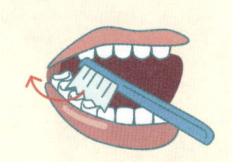

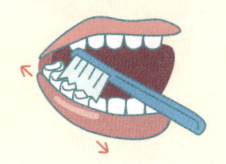

Part 05

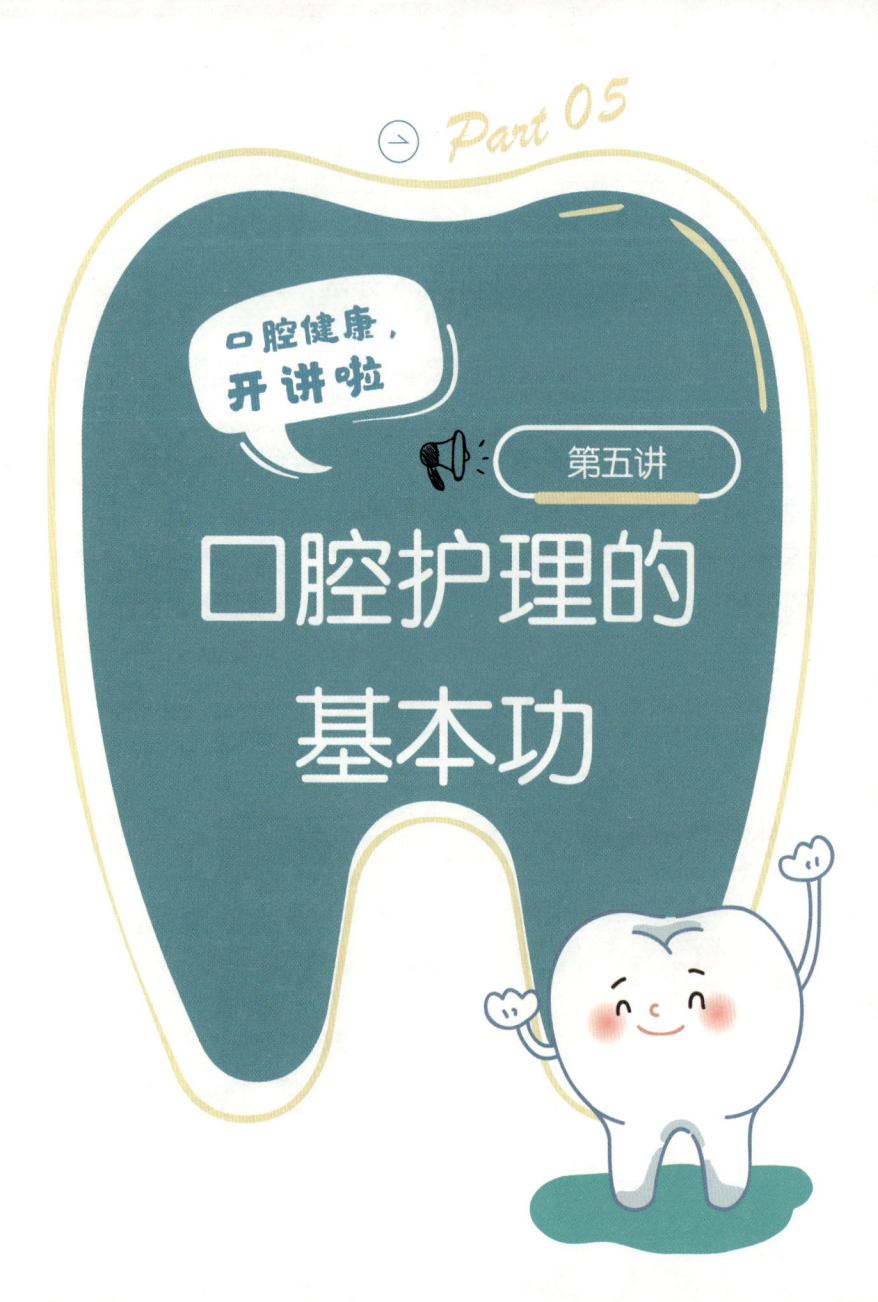

口腔健康，开讲啦

第五讲

口腔护理的基本功

口腔护理不仅关乎口腔健康，更关系到人们的外貌和自信。只有采取正确的护理方法，才能让笑容更加灿烂。

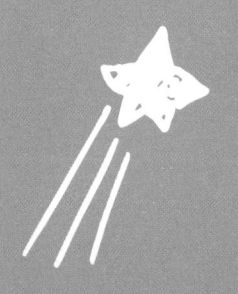

口腔护理的重要环节

定期进行口腔检查是保护牙齿的重要措施。专业的牙医会根据每个人的口腔情况提供科学的护理方案。此外，通过定期检查，潜在的口腔问题也能够被及时发现并处理，避免小问题变成大麻烦。

第五讲 口腔护理的基本功

维护口腔健康的基石

养成良好的刷牙习惯是维护口腔健康的基础。

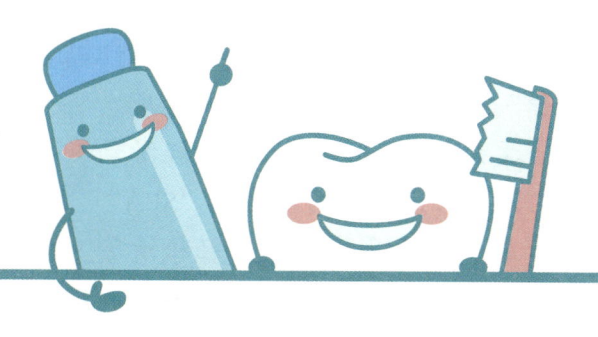

- 每天早晚刷牙,每次刷牙时间不少于3分钟。
- 使用适合的牙刷和含氟牙膏。
- 采用正确的刷牙方法(如水平颤动拂刷法和圆弧刷牙法)可以清除牙齿表面的细菌和食物残渣,预防蛀牙和口腔疾病。

口腔健康，
开讲啦

　　除了牙刷之外，有没有别的工具能帮助我们日常护理牙齿？

　　除了牙刷，牙线也是牙齿的"贴身保镖"，守护人们的笑容和健康。将牙线温柔地插入牙缝之间，轻轻滑动，犹如在为牙齿进行一场轻柔的"SPA"。它灵活地穿梭于牙齿之间，轻松清除食物残渣和细菌，有效防止了牙菌斑和龋齿的产生，让口腔保持清洁与健康。

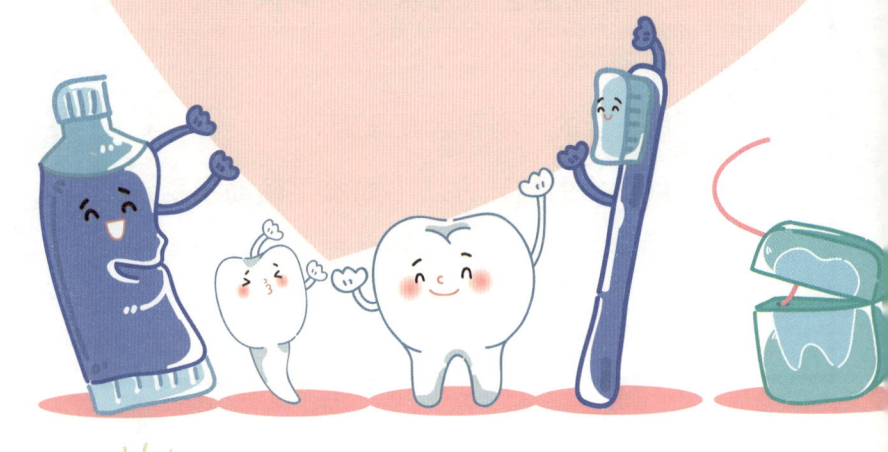

儿童口腔健康护理方案

口腔健康是孩子快乐成长的重要保障。健康的牙齿为孩子充分吸收食物中的营养创造条件。

婴儿期（0~1岁）

每次哺乳后使用柔软的纱布或棉球轻轻擦拭宝宝的牙龈和口腔，以清除残留的奶渍和细菌。

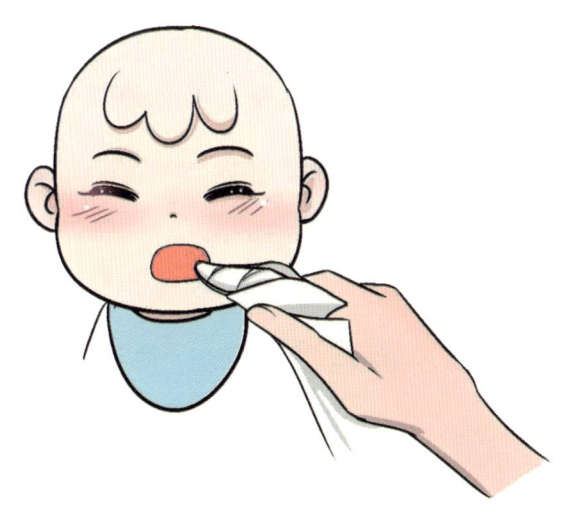

幼儿期（1~3岁）

培养良好的刷牙习惯至关重要。使用适合幼儿的手指牙刷或儿童牙刷刷牙，每天早晚各一次。家长可使用"刷牙记录表"（见附录）与孩子共同记录刷牙次数。此外，还应控制甜食和含糖饮料的摄入。

学龄前期（3~6岁）

在这个阶段，除了保持良好的刷牙习惯外，养成良好的饮食习惯也很关键。鼓励宝宝多吃水果、蔬菜、谷物等健康食品，控制糖果、蛋糕等甜品的摄入。同时，定期进行口腔检查，以确保宝宝的口腔健康状况良好。

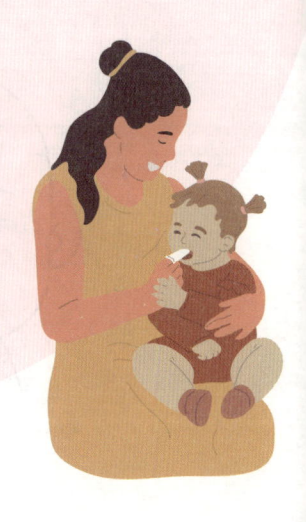

学龄期（6～12岁）

学龄期的孩子仍要继续保持良好的口腔卫生习惯，包括每天刷牙2次，每次刷牙时间不少于3分钟。同时，可以使用牙线清洁牙缝，以防止牙菌斑和蛀牙的产生。定期进行口腔检查，以确保口腔健康。

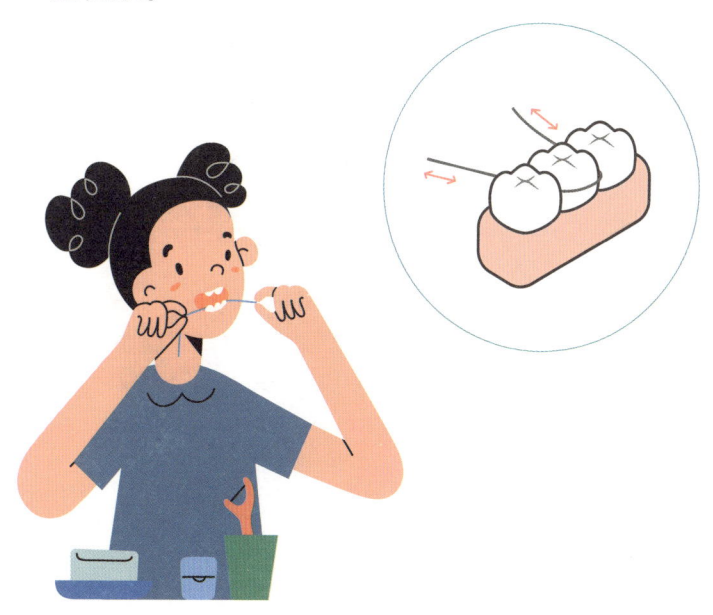

青春期（10~19岁）

家长要加强孩子对口腔卫生保健的意识。增强青少年对口腔卫生知识的了解，将有助于他们养成良好的口腔卫生习惯。

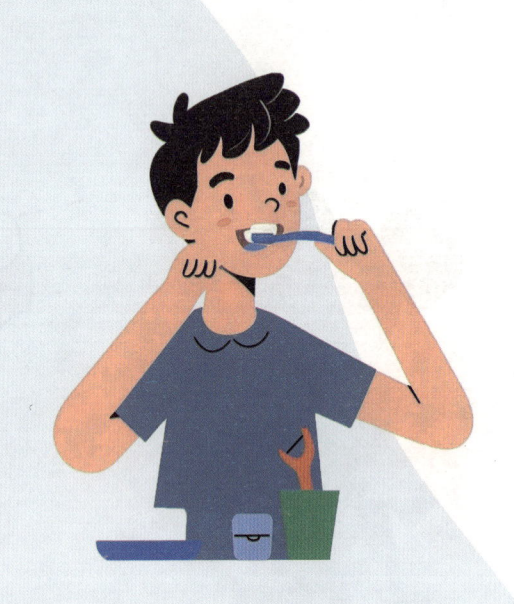

Part 06

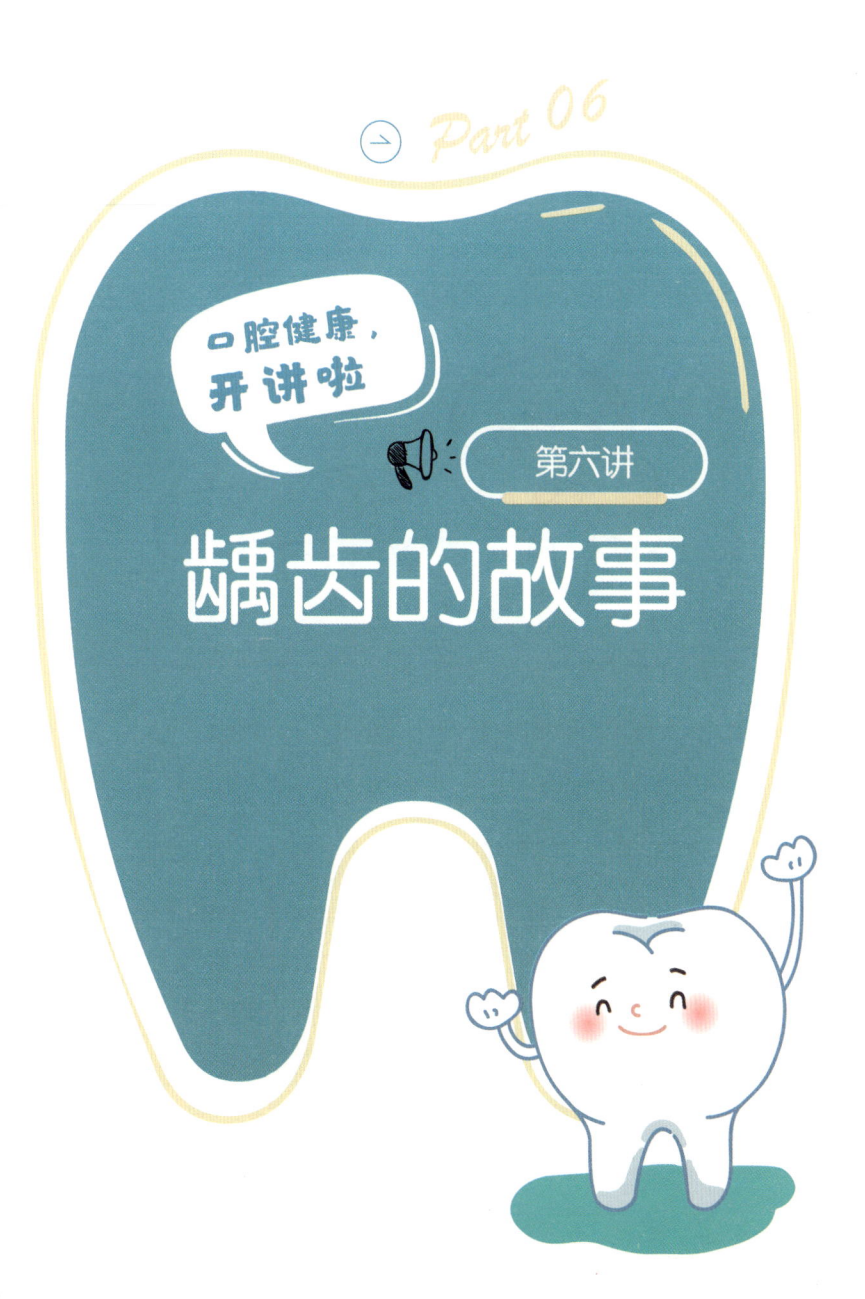

口腔健康，开讲啦

第六讲

龋齿的故事

什么是龋齿

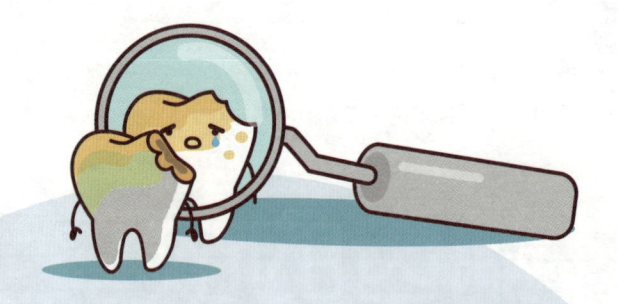

龋齿就是俗称的"虫牙""蛀牙"。相信大家对龋齿都非常熟悉，可是很多人对龋齿却并不重视，不予治疗，任其发展，导致一系列疾病，如牙髓病、根尖周病、颌骨炎等。

不同类型的龋齿

根据病变侵入的深度，龋齿被分为浅龋、中龋、深龋。

根据发病的情况和进展速度，龋齿被分为慢性龋、急性龋、继发龋。

根据解剖部位，龋齿被分为窝沟龋、平滑面龋和根面龋。

但最常用的分类方法还是第一种。

浅龋

局限于牙釉质或牙骨质的龋被称为浅龋。浅龋位于牙冠部时，一般均为牙釉质龋或早期牙釉质龋，但若发生于牙颈部，则为牙骨质龋。浅龋一般不会让人感到不适，遭受外界冷、热等刺激时也没有明显反应。只有在检查的时候，医生会发现牙齿有局部的颜色改变，表现为平滑面有牙外层釉质龋坏而形成的白垩斑点。随着病情继续发展，这些白垩斑点可变为黄褐色或褐色斑点。

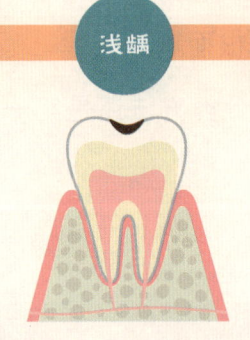

浅龋

第六讲 龋齿的故事

🦷 中龋

发生于牙本质浅层的龋为中龋。除了牙齿颜色发生变化之外,中龋的患者大多会在日常生活中有敏感的症状,当摆脱刺激因素后,症状立即消失,不会自发产生疼痛。

深龋

虫牙已经发展到牙本质深层,一般表现为大而深的龋洞,也可能牙齿表面的龋坏面积虽小但在牙齿深层有较为广泛的破坏。此时,牙齿对外界刺激非常敏感,对外界刺激的反应程度也比中龋要重。

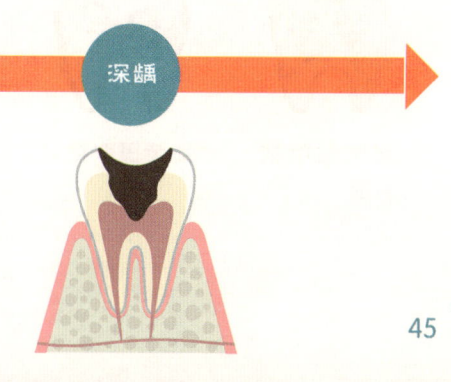

深龋

哪些人容易患龋齿

长期不重视口腔卫生

众所周知，龋齿是由细菌、饮食等多方面因素造成的。长期不刷牙、不洁牙，牙面上会黏附很多细菌和食物残渣，它们贴在牙齿表面，形成牙菌斑。这些细菌代谢产生酸性物质，使得牙釉质溶解、脱矿，形成釉质白垩斑、龋洞等。

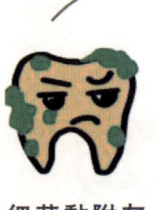

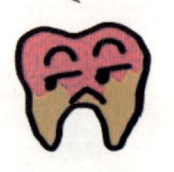

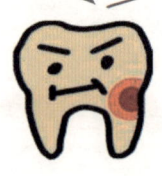

细菌黏附在表面　　细菌摄取糖分　　牙菌斑附着

第六讲 龋齿的故事

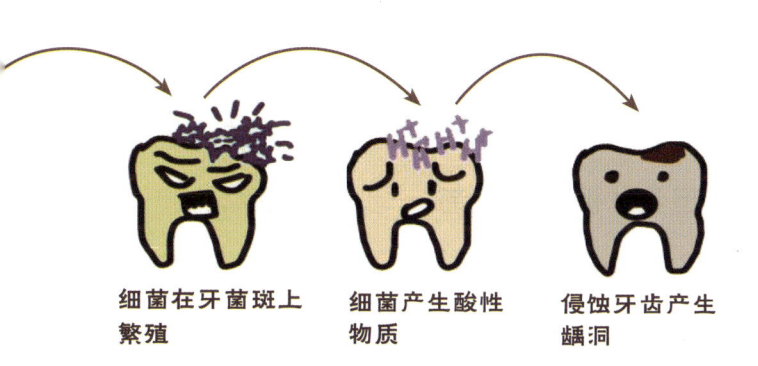

细菌在牙菌斑上繁殖　　细菌产生酸性物质　　侵蚀牙齿产生龋洞

爱吃甜食，喜欢喝含糖饮料

丰富的糖能够为细菌提供充足的"营养"，促进细菌代谢产生酸性物质。这些酸性物质会侵蚀牙齿，让健康牙齿迅速变身为虫牙。

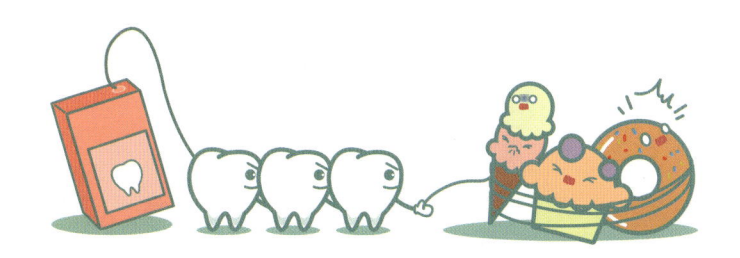

牙齿本身的抗龋能力差

有研究表明，龋齿的发生与遗传有一定关系，但具体机制还有待进一步研究证实。

唾液分泌量减少

唾液能够稀释细菌代谢产生的酸性物质，且对牙齿有一定的冲刷作用。但如果患有唾液腺疾病或服用部分药物都可能导致唾液的分泌量减少，从而难以发挥其对口腔的清洁功能。

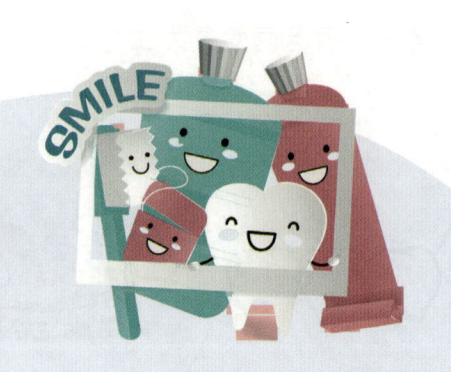

各年龄段的人都应注意预防龋齿

中老年人

中老年人群因牙龈萎缩,牙根暴露,容易患上牙骨质龋病。

儿童

儿童时期,由于乳牙和萌发的恒牙还未成熟,儿童牙齿的窝沟较深,刷牙的时候不容易做到深层次、全方位清洁,所以儿童发生虫牙的风险高。

"奶瓶龋"与"睡前奶"

对于婴幼儿来说,"奶瓶龋"极其普遍。显而易见,"奶瓶龋"必然和婴儿使用奶瓶有关。一部分婴幼儿习惯喝"睡前奶",只有这样才能安然入睡。但很多家长不知道"睡前奶"对牙齿的危害，甚至为了哄孩子睡觉而每晚提供"睡前奶"。孩子的牙齿因为长时间浸泡在奶水中，奶水为口腔中的细菌提供了营养，使细菌大量繁殖，进而破坏牙齿。

宝宝清醒时，可以通过分泌、吞咽唾液有效清洁口腔，而当其睡着时，唾液的分泌会减少或停止，吞咽功能也会减弱，口腔的自我清洁功能也随之下降。如此一来，细菌滋生，"奶瓶龋"就找上门来。

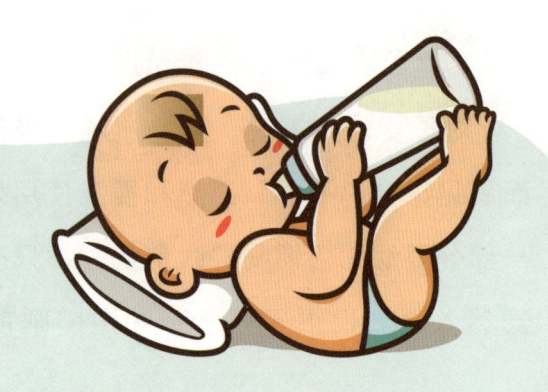

Part 07

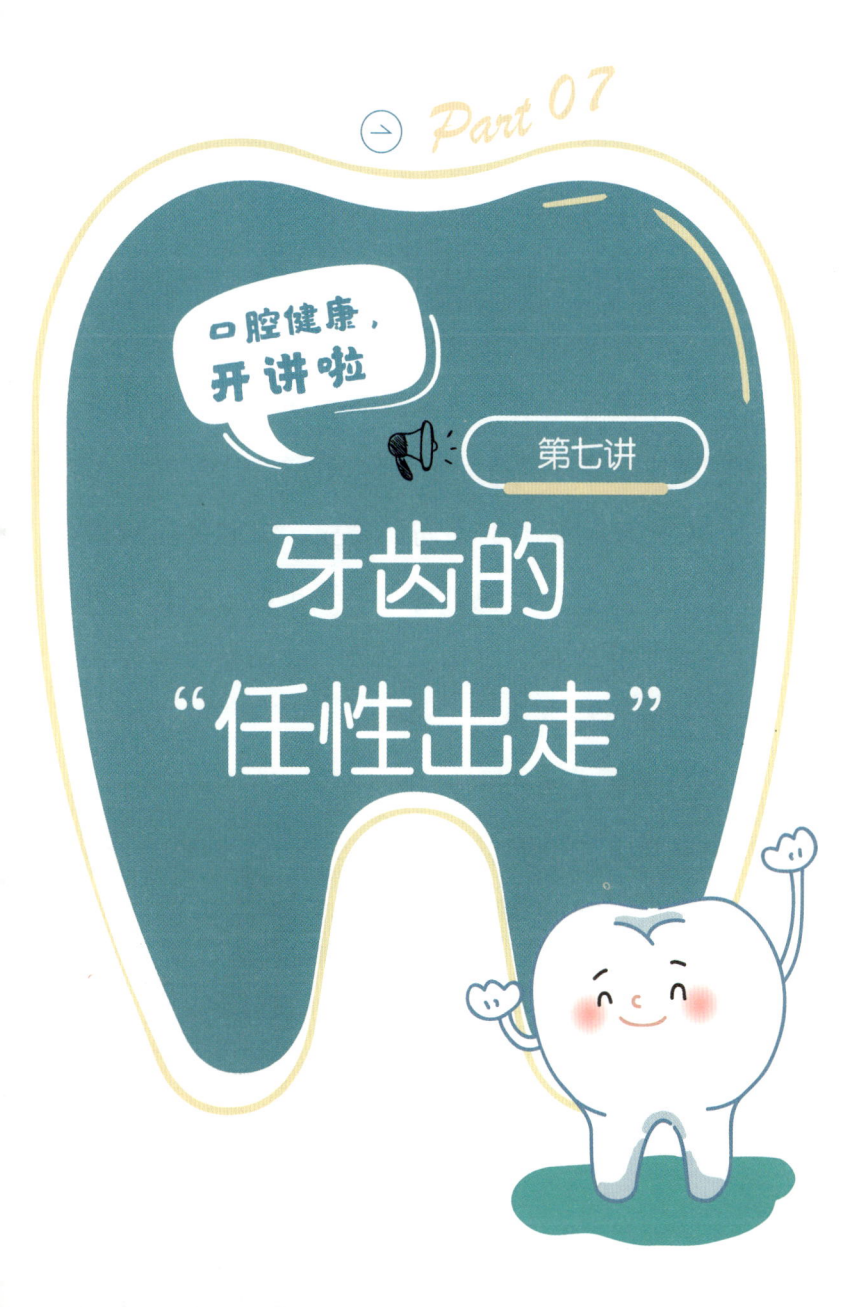

口腔健康，开讲啦

第七讲

牙齿的"任性出走"

为什么会出现牙齿缺失

外伤

意外伤害，如交通事故、摔伤等，可能使牙齿脱落或者让牙齿折断无法保留而被拔除。

大家可不能小瞧外伤！首先，口腔的血液供应非常丰富，牙齿脱落容易导致出血过多甚至可能形成血肿堵塞呼吸道。其次，牙齿缺失或骨折会引起牙齿咬合错位。此时，品尝美食再也不像从前那么容易了。最后，在受到外力的情况下，脱落的牙齿碎片可能会成为"弹片"，对周围组织造成二次伤害。

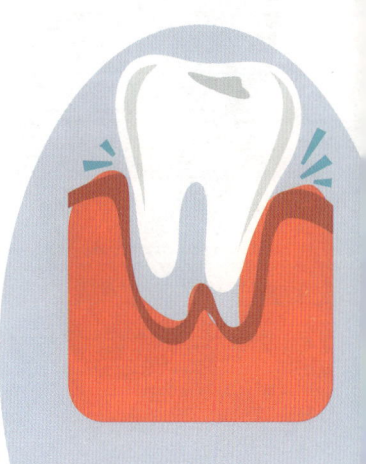

第七讲 牙齿的"任性出走"

✨ "不称职"的牙刷

牙刷作为最常见的洁牙工具,对保卫口腔健康有着十分重要的作用。但经常使用劣质的或者不适合自己的牙刷,就会引发牙龈出血、牙龈炎、牙齿敏感和牙齿松动等问题,最终导致牙齿缺失。

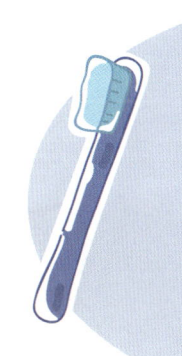

✨ 错误的刷牙方式

刷牙是保持口腔清洁最为简便易行的方法。采用正确的方式刷牙能够有效清除食物碎渣、软垢(牙齿上肉眼可见的白色、浅黄色或者浅灰色的牙齿附着物),清除牙面上的菌斑,减少口腔环境中的致病因素,增强牙周组织的抗病能力。然而,错误的刷牙方式不仅会使牙龈萎缩,让牙根暴露,还会带来诸多牙周问题,为牙齿缺失埋下伏笔。

口腔健康，
开讲啦

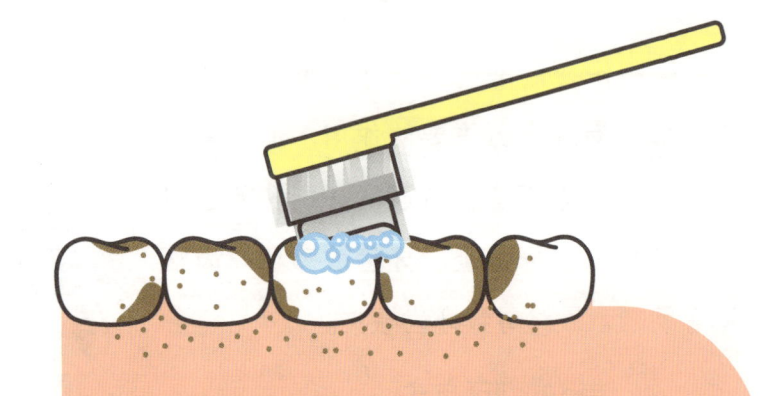

- 菌斑是由口腔中的细菌和食物残渣累积形成的。
- 菌斑会导致口腔疾病，如龋齿和牙周疾病。
- 每天认真刷牙，定期检查对口腔健康非常重要。

牙周炎

牙周炎是导致牙齿缺失的首要原因。牙齿表面的细菌可诱发牙周组织疾病,导致支撑牙齿的组织(牙龈、牙周膜、牙槽骨和牙骨质)发生炎症,出现牙周袋等情况,进而使牙齿松脱。

牙龈和牙齿一般是紧密贴合的,但由于牙周组织发生炎症,导致牙龈与牙根"被迫分离",就会形成一定深度的,形状像袋子一样的结构——牙周袋。

虫牙

虫牙是口腔疾病中的常见病、多发病。我国的虫牙患病率高达34.5%~70.9%。虫牙可导致牙周组织发生炎症,如果龋坏范围太大难以修复,则只能拔除坏牙。

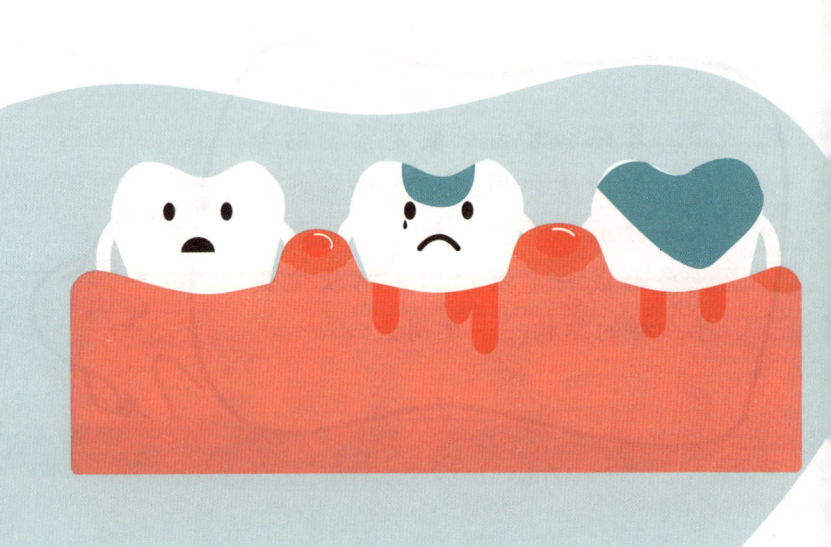

第七讲 牙齿的"任性出走"

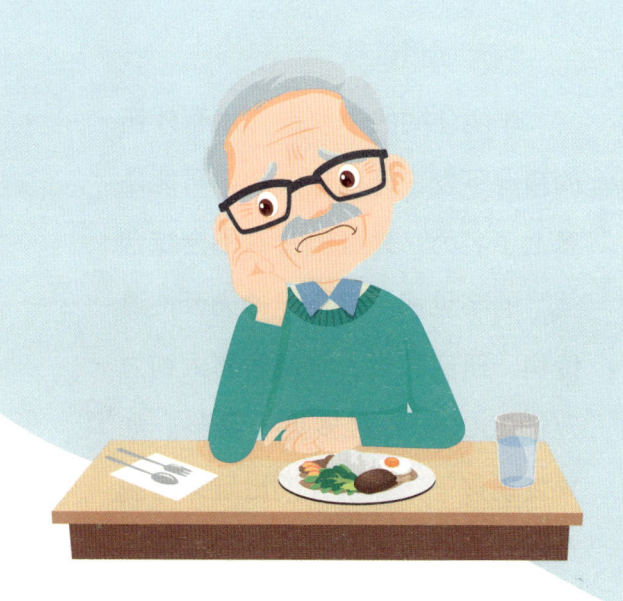

衰老

随着年龄的增长,身体机能逐渐下降,牙周组织逐渐退化也会导致牙齿松脱。另外,不少老年人不太重视口腔卫生和牙齿护理,更不会定期接受口腔检查,这往往使得牙齿问题越来越严重,最后导致牙齿脱落。

遗传性疾病

非换牙期的小朋友在没有外伤的情况下发生牙齿缺失的，可能是患上了名为"外胚叶发育不全综合征"的罕见病。这是一种先天性遗传病，研究表明，其发病率大约为7/100000，并且多见于男孩。如果发现孩子在非换牙期出现牙齿脱落的情况，应当及时带孩子就医。

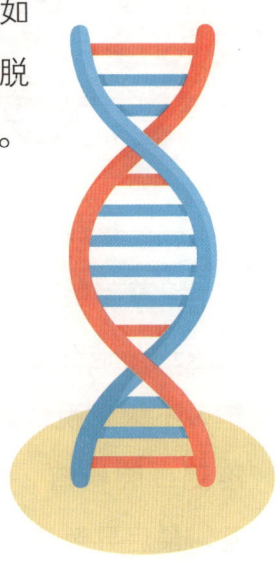

其他原因

骨髓炎或肿瘤累及牙齿的患者也无法保留牙齿，必须予以拔除。

孕妈妈营养不良也可能导致孩子先天性牙齿缺失。

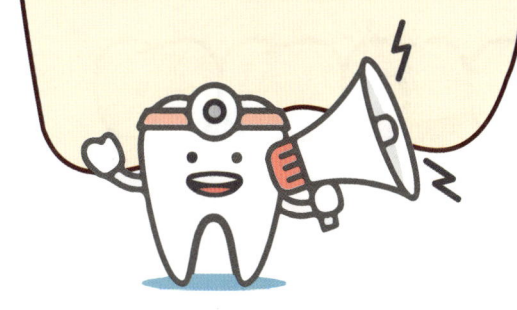

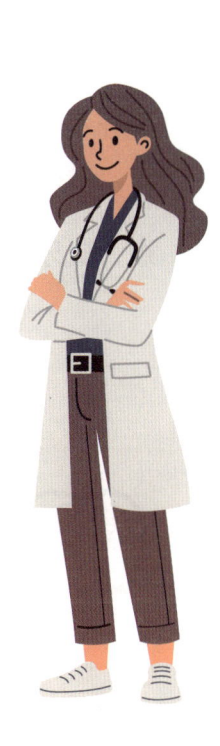

牙齿缺失造成的危害

尽管人们越来越重视口腔健康，但依然有人认为缺一颗牙齿是无足轻重的事情。还有人认为人老了牙齿早晚都要脱落，就更不在意牙齿是否完整了。事实上，牙齿健康有"牵一发而动全身"的特点，缺牙会危害口腔健康甚至全身健康。

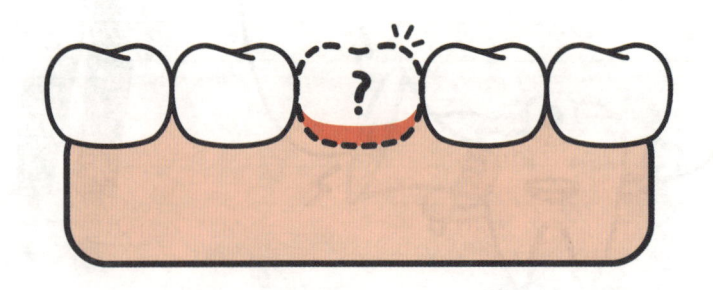

第七讲 牙齿的"任性出走"

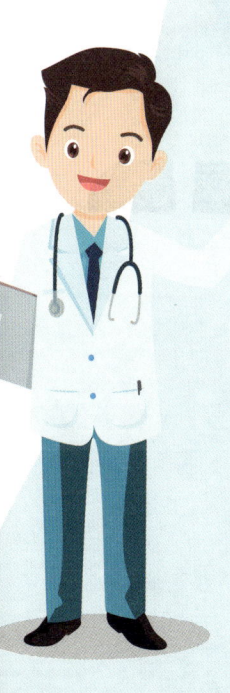

医学调查数据已明确显示，牙齿缺失的人比正常人患消化系统疾病的概率高50%，患心脑血管疾病、糖尿病、关节疾病的概率上升43%，发生早衰或阿尔茨海默病的概率上升40%。

综合来看，牙齿缺失可致身体抵抗力下降，严重时甚至会使寿命缩短5~10年！

口腔健康，
开讲啦

影响消化系统

缺牙会直接导致咀嚼功能下降，影响消化系统功能，甚至诱发疾病。牙齿脱落后，长时间摄入咀嚼不够充分的食物会大大加重消化系统的负担，影响人体对营养物质的吸收，进而引发其他疾病。

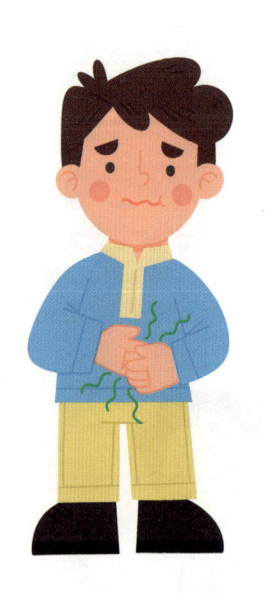

导致发音不清

牙齿是辅助我们发音的"功臣"之一。牙齿脱落会导致人在说话时发音、吐字不清，影响人们的交流，严重的甚至可能诱发心理疾病。

影响颜值

在这个物质生活飞速发展的时代，人们越来越注重容貌。一口好牙可以提升颜值，而牙齿缺失则会导致牙槽骨或颌骨缺乏咬力的刺激，让面部肌肉松弛，进而出现面颊内陷、口角下垂、面部变形和皱纹增多等情况，整个人看起来也就苍老了许多。

加重原有的牙周疾病

牙齿缺失更容易导致食物嵌塞。这对于原本就患有牙龈炎、牙龈增生、牙周炎等疾病的朋友们来说可谓是雪上加霜。

导致对侧颞下颌关节损伤

牙齿缺失后，因为缺牙侧的咀嚼能力下降，缺牙患者可能会养成长期使用对侧牙齿咀嚼的习惯。长期一侧肌肉用力会影响双侧颞颌关节的稳定性，造成关节损伤。

一颗牙的缺失会导致整口牙受损

牙齿脱落后,与之相邻的牙齿由于失去了支撑会发生倾斜,甚至形成更大的缝隙,发生更严重的移位。当缺牙数量较多时,仅存的牙齿因为承受过大的咬合力会导致牙槽骨快速丧失,剩余牙齿也会逐渐松动和脱落。缺牙的时间越长、数量越多,导致的危害越严重。由此可以看出,牙齿缺失绝非小事,如果遭遇缺牙,要及时到医院检查、修补。

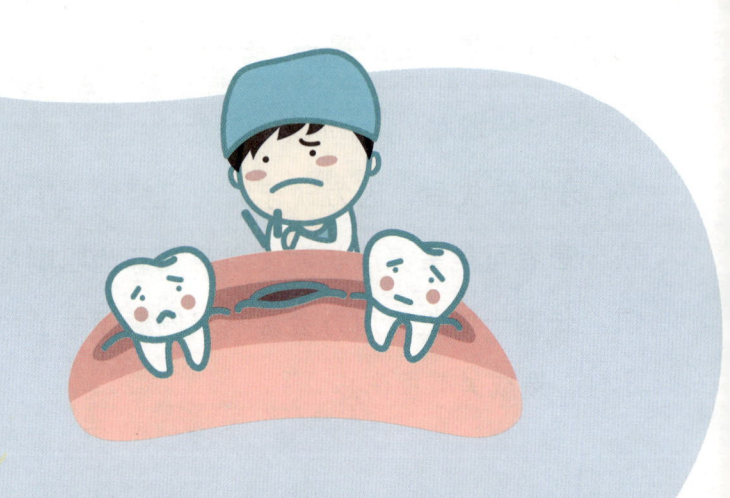

第七讲 牙齿的"任性出走"

牙齿缺损的现状

最新的口腔健康流行病学调查结果显示：25～44岁人群缺牙率为23%～25%，缺牙修复率却仅为30%左右；65～74岁人群平均缺失牙齿9.86颗，其中全口无牙者约占20%，但缺牙修复率仅为18%；许多老年人长期处于缺牙甚至无牙状态。牙齿缺失的人数正在逐年上升并呈现年轻化趋势。

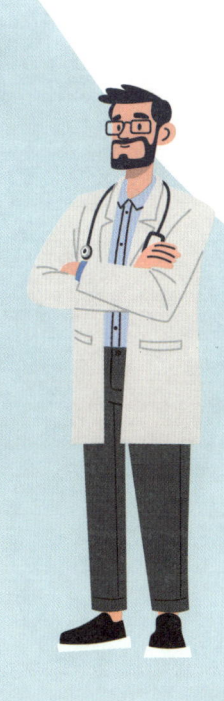

Part 08

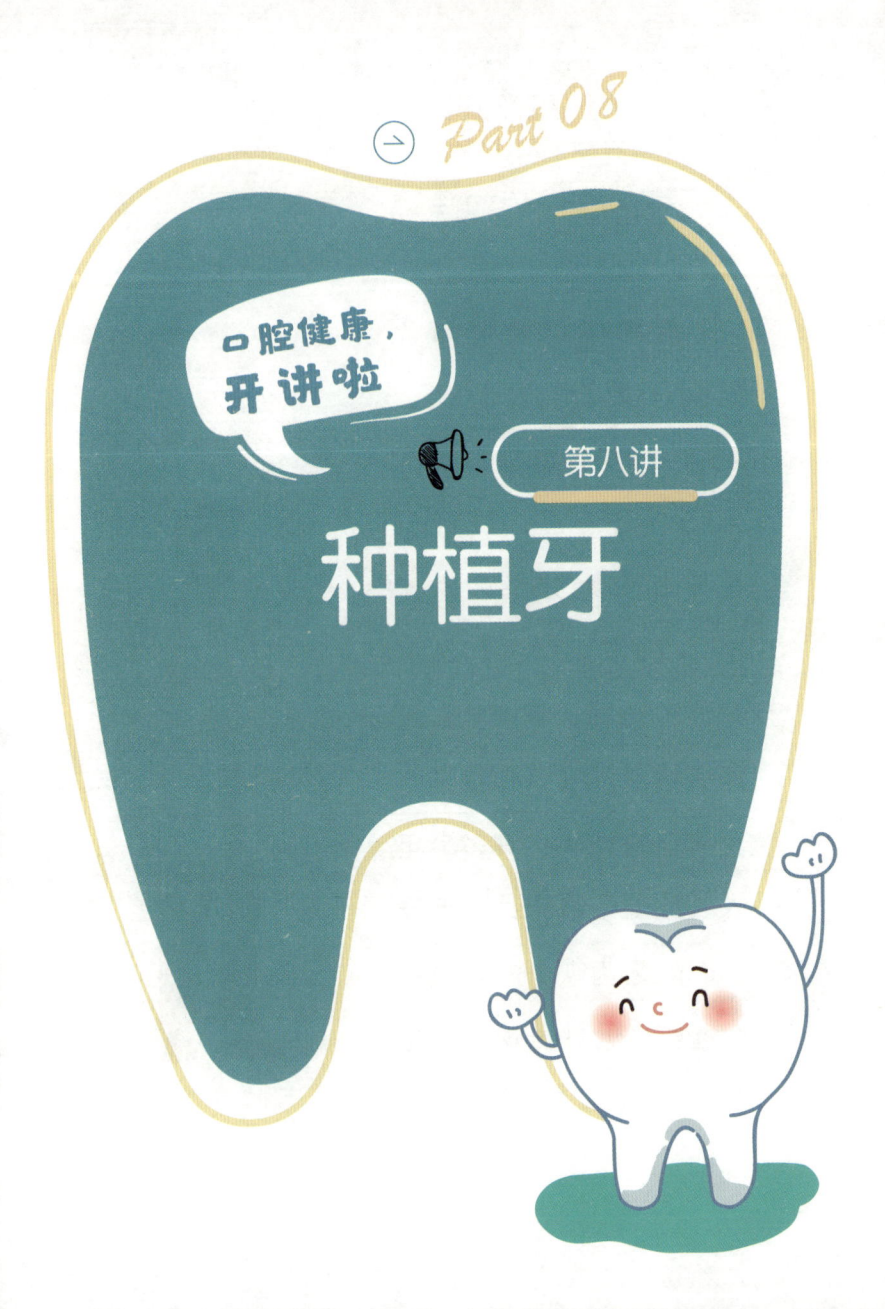

口腔健康，开讲啦

第八讲

种植牙

第八讲 种植牙

大家都知道缺牙要及时修复。那么，对于目前备受关注的缺牙修补方式——种植牙，您了解吗？

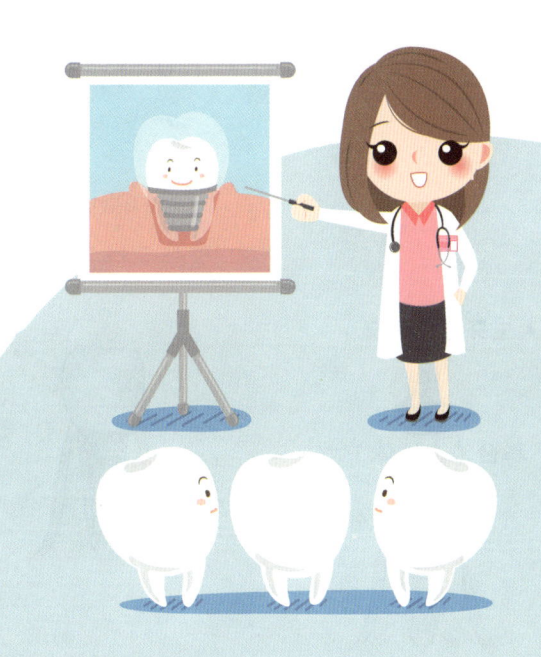

什么是种植牙

简单来说，种植牙就是在牙床上植入一个人工金属"牙根"，待牙根和牙床稳固之后，再在上面安装牙冠。种植牙包括种植体（人工牙根）、基台（连接体）和人工牙冠（假牙）三部分。

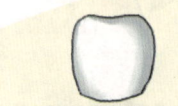

人工牙冠（假牙）

基台（连接体）

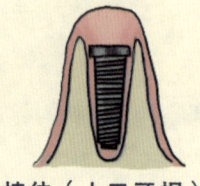

种植体（人工牙根）

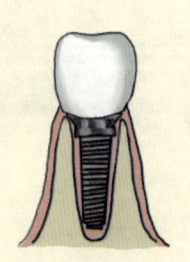

种植牙的优点

- 牢固稳定，安装后可以像正常牙齿一样"长"在牙床上。

- 独立存在，不依靠周围牙齿作为支撑，对其余牙齿无害。

- 使用时间长，种植牙的"寿命"远超过其他修补方式。

- 应用范围广，可以用于修复多种情况的缺牙。

种植牙使用的材料

- 常用的种植体材料有纯钛、钛合金。
- 种植牙的牙冠分为烤瓷牙和全瓷牙两种，不同牙冠所用的材料不同。

烤瓷牙

烤瓷冠是用金属制作牙冠内层，然后通过高温将瓷层凝结在金属表面所制成。烤瓷牙具有很高的硬度，但是长时间使用可能发生崩瓷。

全瓷牙

全瓷牙的牙冠不含有金属材料，和天然牙的外观几乎完全相同，美观自然。

第八讲 种植牙

接受种植牙治疗前需要做的检查

牙周检查

牙周检查是口腔健康维护中非常重要的一环。医生通过观察牙齿的外观、颜色、质地等方面，发现龋齿、牙釉质损伤等口腔问题。通过牙周检查，潜在的口腔问题可以被及时发现和处理，避免进一步发展和恶化。这不仅可以保持口腔的健康和舒适，还可以预防更严重的口腔疾病发生。因此，定期接受牙周检查是非常必要的。

口腔CT扫描或X射线检查

通过这两项检查，医生不仅可以获得清晰的口腔结构图像，了解牙齿的密度、质量和相关解剖结构，还可以确定种植牙是否可行和种植的位置。

牙齿咬合检查

牙齿咬合检查是口腔健康检查中的一个重要环节。在进行牙齿咬合检查时,医生会要求患者咬住特制的纸或橡胶块等,进而观察牙齿的排列和咬合关系,以及上、下颌骨的运动情况。通过观察和分析,医生可以评估牙齿的咬合情况、咬合力的分布和牙弓之间的配合,这对于种植体位置的确定和种植方案的设计至关重要。

其他检查

血常规、血生化、尿常规等检查有助于医生了解患者的身体情况,判断患者是否适合接受种植牙治疗。

接受种植牙治疗的注意事项

- 女性要避开生理期。
- 轻度高血压患者要将血压控制在正常范围内。
- 注意牙周健康的维护,保持牙周卫生清洁。
- 在进行种植牙手术前,患者应戒烟至少2周,以降低手术过程中的风险和术后感染的可能性。吸烟会导致口腔内的血管收缩,影响血液循环,从而影响口腔种植手术的成功率。此外,吸烟还会破坏口腔的免疫功能,增加感染的风险,缩短种植牙的使用寿命。戒烟有利于提高种植牙手术的成功率和种植牙齿的使用寿命。
- 全身系统性疾病,如糖尿病、高血压、心脏病等患者应与医生充分沟通疾病控制情况以及服用的药物。

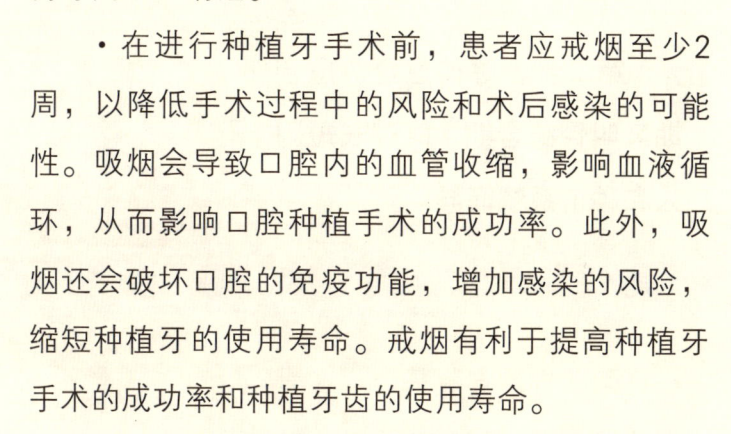

种牙的步骤

第一步，植入种植体。在牙槽骨上钻孔，植入人工种植体。

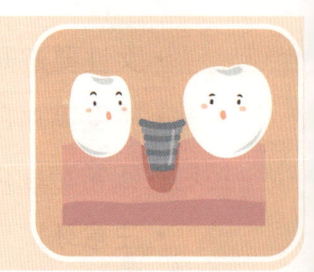

第二步，等待愈合。愈合期又叫骨结合期，时间长短因人和种植系统而异。

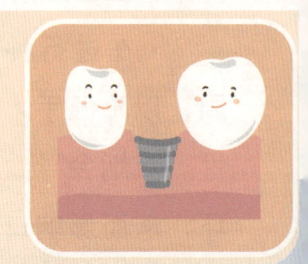

第三步，安装基台。在骨结合完成之后就可以安装基台了。

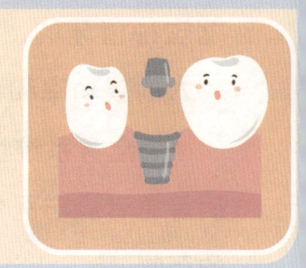

第八讲 种植牙

第四步，取牙冠模型。基台生长牢固后，医生开始取牙冠模型，挑选牙冠的颜色，定制牙冠。

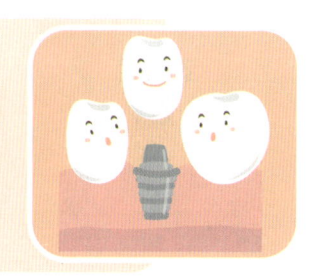

第五步，戴牙冠。在此之前，医生会将牙冠调整到合适的尺寸和位置，以最大限度恢复咀嚼功能。

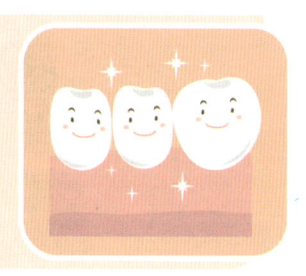

种植牙术后要注意什么

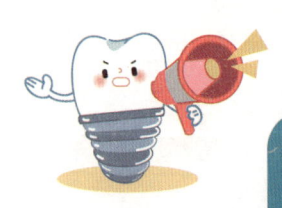

- 术后当天不要刷牙,避免吃过热、过硬的食物。

- 术后24小时内局部冷敷,建议每次间隔15分钟。

- 术后第2天开始,饭后用漱口水漱口,直至拆线。

- 术后3天注意休息,避免高强度运动、过度疲劳。

- 术后3~5天口服抗生素,必要时服用止痛药。

- 按时复查。通常3个月后复诊1次,具体时间遵从医嘱。

Part 09

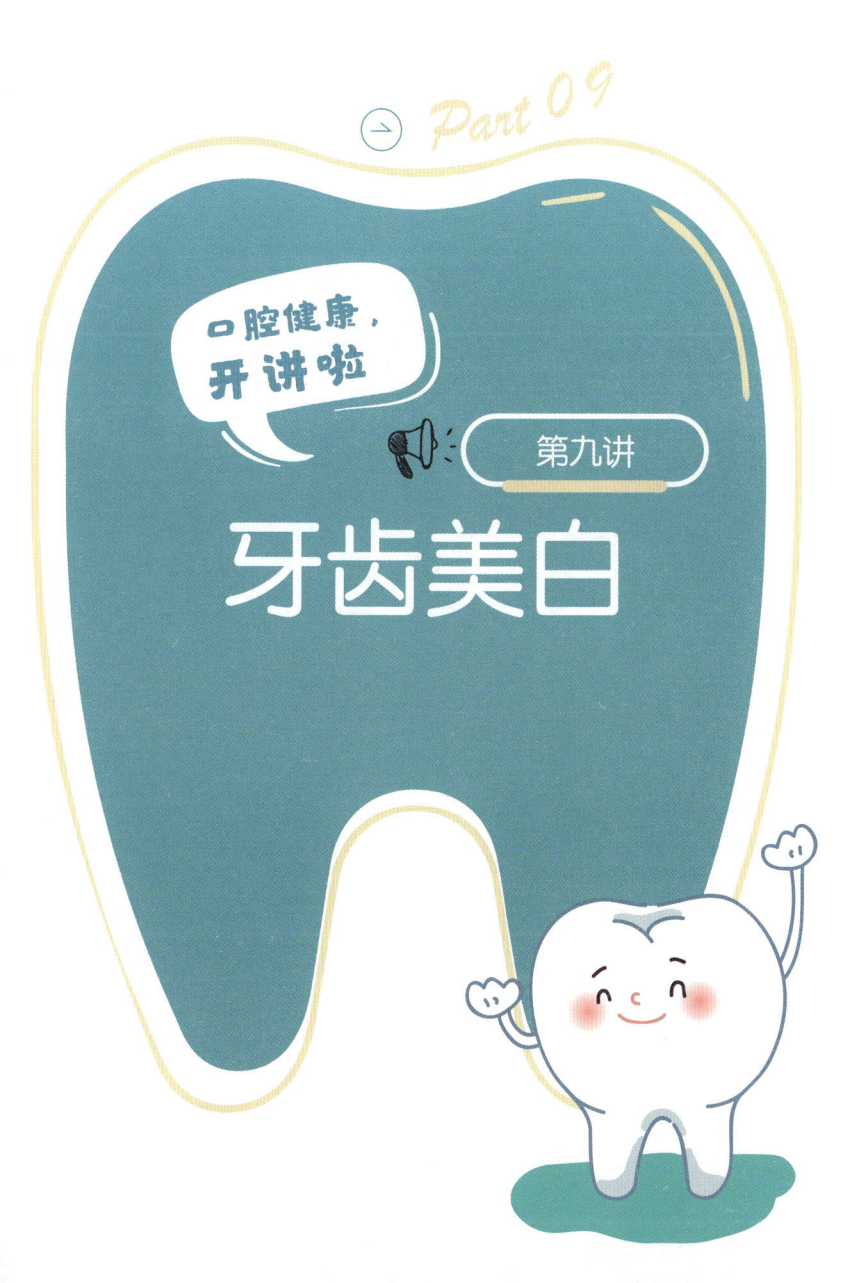

口腔健康，开讲啦

第九讲

牙齿美白

在日常生活中，你是否曾因为牙黄而感到难为情？是否时常羡慕别人洁白的牙齿？事实上，牙齿并不是越白越好。健康的牙齿其实是米白色的。

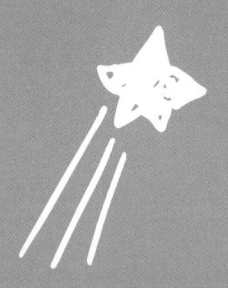

第九讲 牙齿美白

健康牙齿的颜色

牙齿主要由最中央的牙髓、中间层的牙本质和最外层的牙釉质三部分组成。牙釉质上附着的含钙物质越多,牙釉质质地就愈加透明。牙釉质越透明,牙本质的颜色(略偏黄)就会透出来。因此,牙齿就显得白里透黄了。

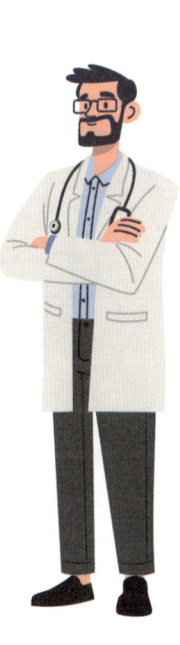

"叛逆"牙齿的"奇装异服"

若把牙釉质比作牙齿的衣服,那些牙齿异常着色的情况就好比"叛逆"牙齿穿着"奇装异服"。事实上,导致牙齿异常着色的原因主要包括有色食物的影响、牙齿发育异常和牙外伤等。

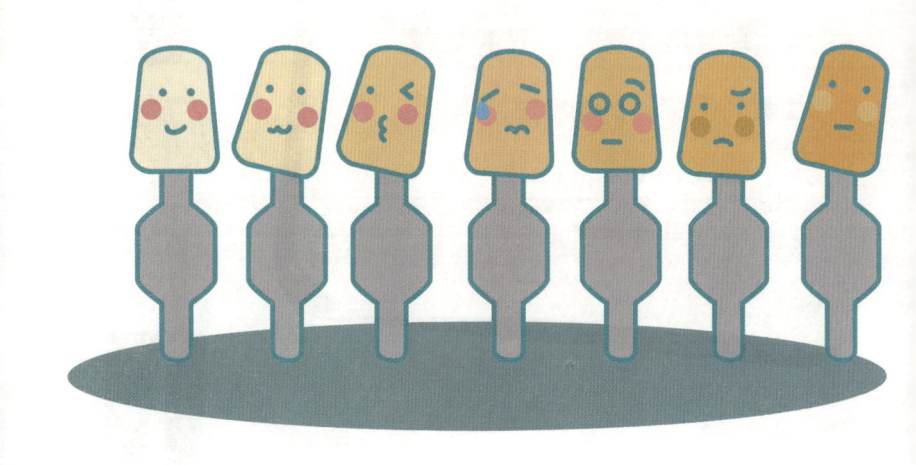

第九讲 牙齿美白

有色食物的影响

长期进食带有色素的食物，如咖啡、酱油、茶等食物时，色素就会慢慢积累在牙齿表面，使牙齿变为黑色或者棕黑色。这类牙齿的美白治疗比较简单，只要清除这些外源性色素就能达到较好的效果。

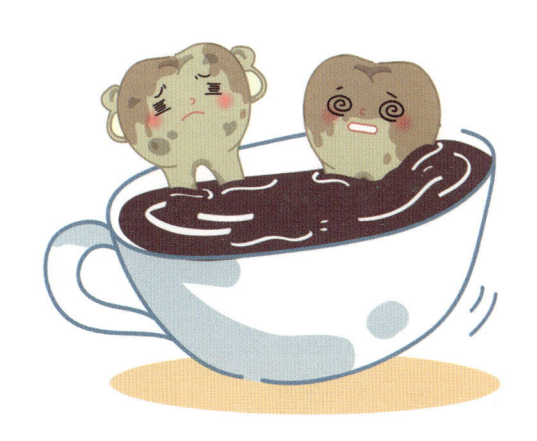

🦷 牙齿发育异常

牙齿在发育过程中受到某些因素的影响也会导致牙齿的颜色发生变化，如四环素牙、氟斑牙等。

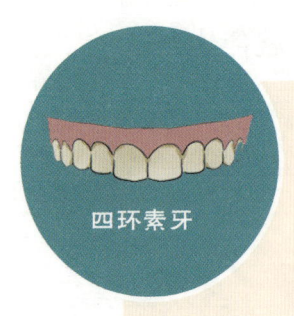

四环素牙

四环素牙是由于患者在牙齿发育、矿化期间服用四环素族的药物而引起的牙着色。四环素族药物导致的牙齿变色是永久性的。

氟斑牙又称氟牙症或斑釉，是患者在牙釉质发育期摄入过多的氟而导致的牙釉质变色。

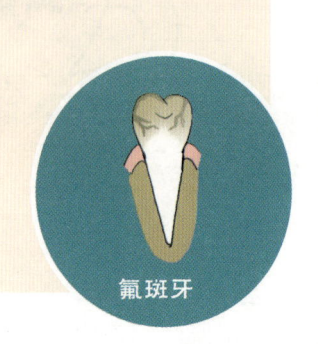

氟斑牙

第九讲 牙齿美白

牙外伤

牙外伤也可能导致牙神经死亡分解,形成变色牙。

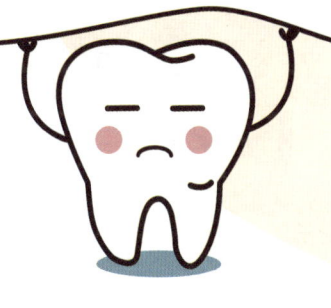

居家自助牙齿美白方案

美白牙粉

美白牙粉是一种口腔清洁用品，可以帮助清除牙齿表面的污垢和色素，从而达到美白牙齿的效果。但是，如果使用不当或者过量使用，美白牙粉也可能带来危害。

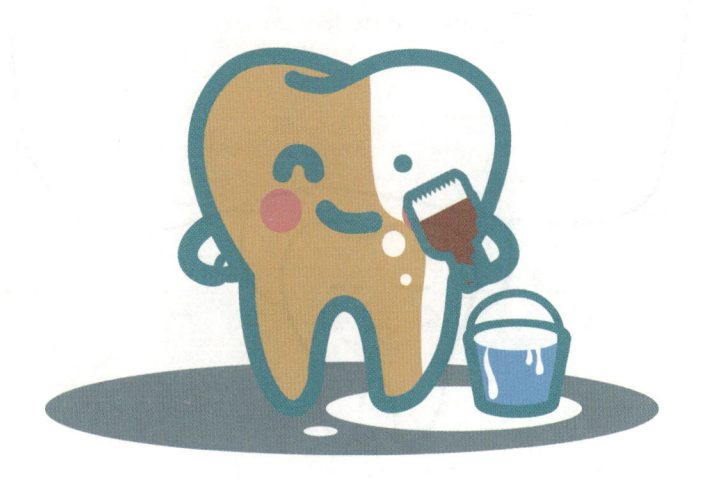

第九讲 牙齿美白

首先,使用牙粉美白牙齿实际上是借助大颗粒物质对牙齿表面进行摩擦而实现美白的目标。但如果使用牙粉过于频繁或者使用量过多,就会磨损牙齿,导致牙齿表面变得粗糙,甚至造成牙釉质损伤,从而引发牙齿敏感、龋齿等问题。

其次,有的美白牙粉含有刺激性化学成分,可能会对口腔黏膜造成损伤,引发口腔溃疡、口腔异味、口干、牙龈炎等问题。

在使用美白牙粉时,应该选择成分温和、无刺激的产品,还应注意使用频率和用量,并且在使用后及时漱口、刷牙,以减轻美白牙粉对牙齿和口腔的损害。如果在使用过程中出现不适,应该立即停止使用并咨询专业医生。

美白牙膏

美白牙膏大多只能实现短暂的美白效果。对于美白牙膏,一定要选择适合自己的产品,并且遵循正确的使用方法,不要以口腔健康为代价换取牙齿美白的效果。如果使用前有任何疑问或者使用后出现任何不适,应该及时咨询医生,听取专业的建议。

虽然美白牙膏能够让牙齿看起来更加洁白,但是使用方法不当或者产品质量不合格,同样会对口腔健康造成危害。

・导致牙齿敏感。美白牙膏通常含有一些化学成分,如过氧化物、硅酸盐等。这些物质可能导致牙齿敏感。

- 引发口腔炎症。部分美白牙膏可能会引发口腔炎症,如口腔溃疡、牙龈炎等。这是因为这些牙膏中的某些成分会对口腔黏膜或者牙龈组织产生刺激。

- 引起过敏反应。一些人可能会对美白牙膏中的某些成分产生过敏反应,发生嘴唇肿胀、皮疹等情况。一旦出现上述情况,应立即停止使用相应产品并及时就医。

牙齿美白剂

牙齿美白剂的主要成分为5%~22%的过氧化脲。牙齿美白剂要配合牙套使用。平均每天佩戴时间为0.5~8小时,具体时长依据美白剂的种类而定。

口腔健康，
开讲啦

牙齿美白剂也存在不足之处。

· 牙套的弧度无法满足所有人的牙齿排列要求，使用过程中可能导致疼痛。

· 在使用牙套之前，要在牙齿表面涂抹含有美白剂的凝胶，凝胶的用量难以精准把握。如果凝胶外溢，可能损伤牙龈等软组织；如果美白剂的浓度过低，又无法实现美白的效果。

想要进行牙齿美白，大家一定要擦亮眼睛，选择质量合格的牙齿美白产品和正规、专业的口腔医院来帮助自己实现拥有一口洁白好牙的愿望。

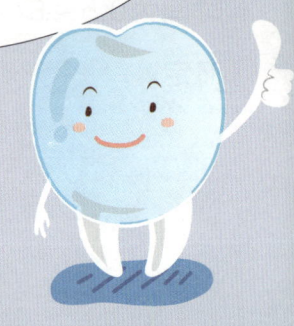

牙齿的专业美白方案

超声波洁牙

超声波洁牙（洗牙）可以清除牙齿表面和牙龈线下的牙垢、牙石和细菌。洗牙不仅可以清洁牙齿表面，还能减少牙齿和牙龈的细菌积聚，防止细菌对牙齿的侵害，起到缓解炎症、防治牙病和清新口气的作用。并且，超声波洗牙过程中产生的精细按摩能够提高牙组织的新陈代谢和再生能力，改善牙齿的生长状态。

但是，洗牙不会改变牙齿的自然颜色，只能清除牙齿上的污渍，使牙齿看起来更干净、光滑。

频繁洗牙导致的危害不容忽视

·牙齿过敏。在洗牙过程中,牙齿会受到机械性的摩擦和清洗,这可能导致牙齿表面的保护膜,即牙釉质,受到一定程度的磨损。这会使牙齿对冷、热、酸等刺激变得敏感,甚至出现短暂的疼痛或不适。

·牙龈出血。如果牙菌斑和牙结石没有被彻底清除,或者洗牙操作不规范,都会导致牙龈出血。这可能会加重口腔的不适感,甚至导致口腔感染。

·牙齿松动。如果洗牙过于频繁或者操作者动作粗暴,就可能导致牙齿松动。这可能影响牙齿的正常功能,甚至导致牙齿脱落。

·牙齿表面粗糙。洗牙后,牙齿表面可能会变得粗糙,导致牙齿表面更容易附着食物残渣和细菌。这就需要再次进行洗牙或者采取其他口腔护理措施来保持口腔清洁。

超声波洁牙的适用人群与禁忌人群

· 适用人群：被牙龈炎、牙周炎、牙菌斑、牙结石所困扰的人群。

· 禁忌人群：特别注意！放置心脏起搏器的患者不可接受洗牙。

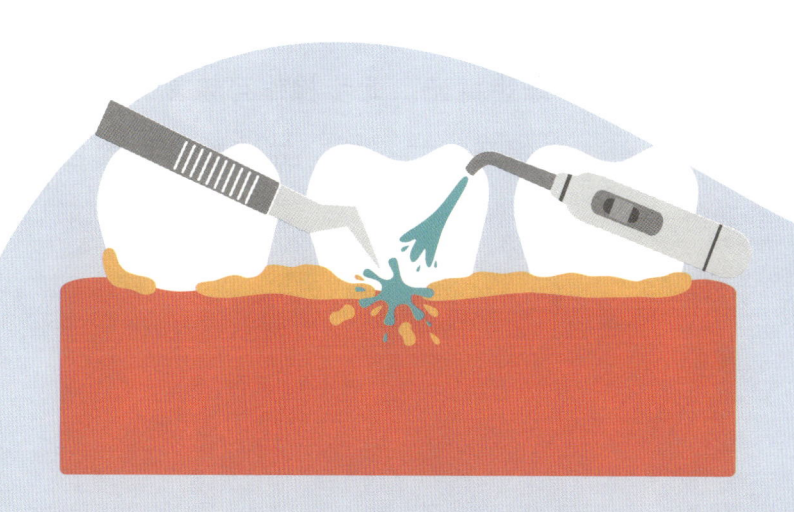

超声波洁牙的步骤

第一步，清洁牙齿。在洁牙之前要先用漱口水漱口，之后医生会用超声波洗牙器（利用超声波可以将牙齿上的牙结石、牙污垢清洁下来）开始清洁牙齿。洁牙一般需要45分钟到1小时。在该过程中如果感到不适，可以向医生反馈。

第二步，喷砂处理。此步操作可以清除牙齿表面的色素和细菌。

第三步，牙齿抛光。此步操作可恢复牙齿表面的光滑，延缓牙垢的形成，并清除明显的色素斑。

第九讲 牙齿美白

冷光美白

冷光美白是一种现代口腔美容技术，它利用特殊的冷光照射，使牙齿表面的色素逐渐被分解，从而达到美白的效果。这项技术不仅可以改变牙齿的颜色，还可以提高牙齿的光泽度。

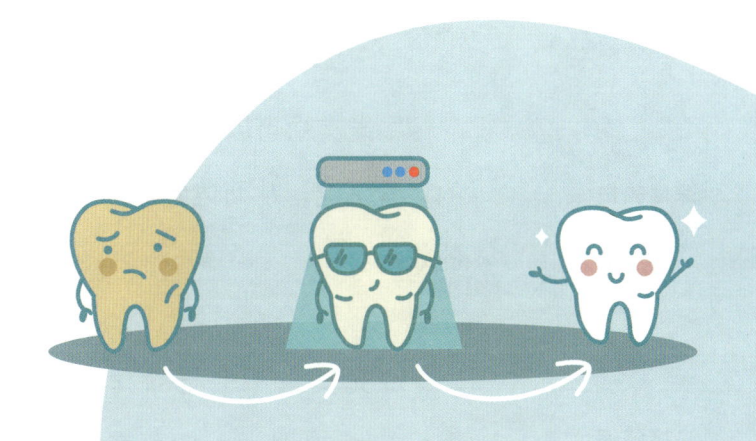

冷光美白的优点

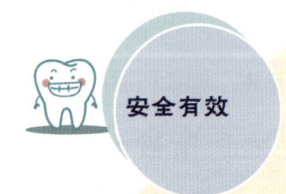

安全有效

冷光美白采用低温冷光照射牙齿，不会对牙齿及牙龈造成损伤。

快速美白

冷光美白可以在短时间内显著提亮牙齿，对于轻度或中度黄牙、黑牙等效果明显。

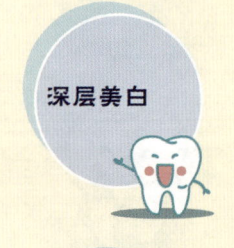

深层美白

冷光美白可以清除牙齿深处的色素沉淀，从而达到深层美白的效果。

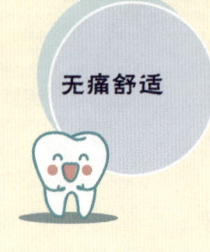

无痛舒适

冷光美白不会导致疼痛，搭配口腔护理，人们可在轻松舒适的环境中完成治疗。

第九讲 牙齿美白

广泛适用

冷光美白可解决多种牙齿着色问题，如黄牙、黑牙、四环素牙等，让牙齿重现亮白光彩。

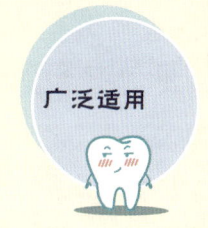

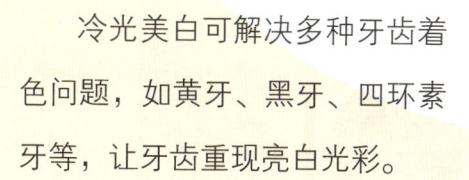

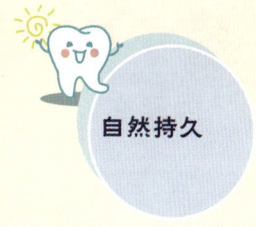

自然持久

冷光美白后牙齿颜色自然，不会出现"假白"现象，效果持久稳定。

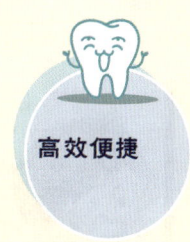

高效便捷

冷光美白治疗时间短，仅需30分钟左右即可完成，方便快捷。

哪些人适合做冷光美白

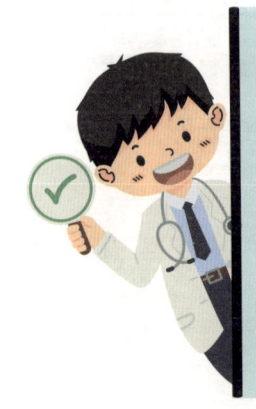

- 由于饮用咖啡、可乐、浓茶等导致牙齿染色的人群。
- 轻、中度的四环素牙、氟斑牙人群。
- 其他异常因素引起牙齿变色的人群。

哪些人不适合做冷光美白

- 牙齿有缺损或者有龋齿的人群。此类人群首先要接受补牙治疗,待治疗完成之后才能进行冷光美白。
- 孕妇禁止接受冷光美白治疗。

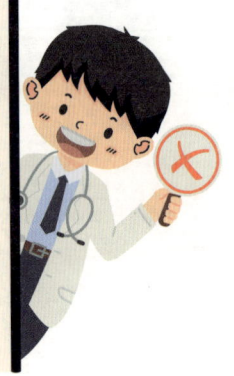

第九讲 牙齿美白

皓齿美白

皓齿美白是现在应用比较广泛的一种牙齿美白技术。皓齿美白技术通过专利纳米蓝光技术，将牙齿表面的色素进行高效分解，从而达到美白的效果。皓齿美白技术不仅可以美白牙齿，还可以改善牙齿的质地和形状。在皓齿美白过程中，医生首先对牙齿进行全面的检查和评估，然后使用特殊的化学物质对牙齿进行深层清洁和脱色。

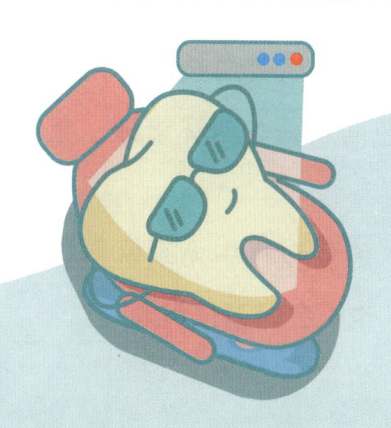

皓齿美白的优点

·高效快速：皓齿美白整个过程只需几十分钟。

·安全舒适：皓齿美白技术对牙齿无任何损伤，采用先进的光学原理，对牙齿进行保护性处理，有效减少牙齿敏感等不良反应。

·效果持久：由于皓齿美白技术能够渗透到牙本质，可实现持久美白。经过一次治疗，美白效果能够维持数年甚至更长时间。

·适用范围广：皓齿美白技术适用于各种原因引起的牙齿着色问题，如四环素牙、氟斑牙、烟渍牙等。

·无痛无痕：治疗过程中无须麻醉，几乎无痛。治疗结束后，也不会留下任何痕迹。

第九讲 牙齿美白

适合做皓齿美白的人群

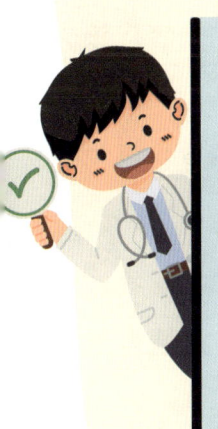

- 轻、中度的四环素牙、氟斑牙，或遗传性黄齿及其他因素导致的变色牙人群。
- 牙齿遭受外源性染色（咖啡、酱油、茶等）的人群。
- 年龄增长导致黄牙的人群。

不适合做皓齿美白的人群

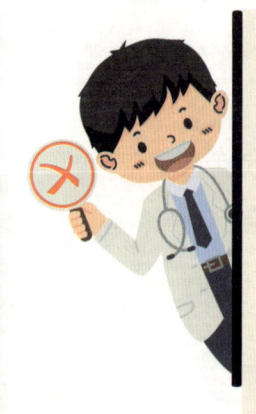

·口腔局部组织发生炎症的患者应该先接受治疗,待病情缓解后再进行皓齿美白治疗。

·牙龈部恶性肿瘤的患者不宜接受常规皓齿美白治疗。

·血小板减少症患者、白血病患者、未控制的2型糖尿病患者等,只有待病情得到控制后才能考虑进行皓齿美白治疗。

·患有急性传染病的人群,如急性肝炎活动期患者、结核病患者等,应该待病情稳定后,才可到医院进行皓齿美白治疗。

·活动性心绞痛患者、半年内发作过的心肌梗死患者,以及未能有效控制的高血压患者和心力衰竭患者,不宜接受皓齿美白治疗。

第九讲 牙齿美白

皓齿美白的步骤

第一步,清洁牙面。先使用超声洁牙器械清除牙齿表面附着的菌斑和色素,然后用不含氟的漂白粉清洁牙面。

第二步,保护牙龈。根据牙齿的位置和数量修剪橡皮障,并在目标牙齿的牙龈和临近的软组织上涂抹保护产品。

第三步,在牙齿表面放置浸过漂白液的纱布或含有漂白剂的凝胶。

第四步,冷光源照射。

第五步,冲洗牙面,移去橡皮障。

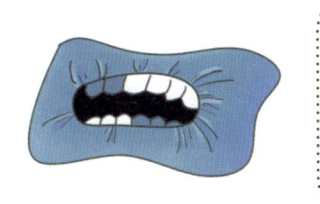

> 橡皮障:一张橡皮布,能将操作区域隔离出来,使唾液不会流入牙医操作区域内。

口腔健康，
开讲啦

皓齿美白的注意事项

· 术前：做好牙齿清洁，保持口腔卫生，从而实现更好的美白效果。如果已患有龋齿、牙齿缺损等口腔疾病，在手术前一定要先完成治疗。医生还会根据患者对美白剂的敏感接受程度而采取不同的治疗方案。

> 牙齿美白并非一劳永逸，即使在完成美白治疗之后也要长期注意保持口腔卫生，定期到医院检查。

· 术后：24～48小时内要避免进食温度过高或过低的食物；7天内，不要进食富含色素的食物，如咖啡、可乐或者浓茶等。

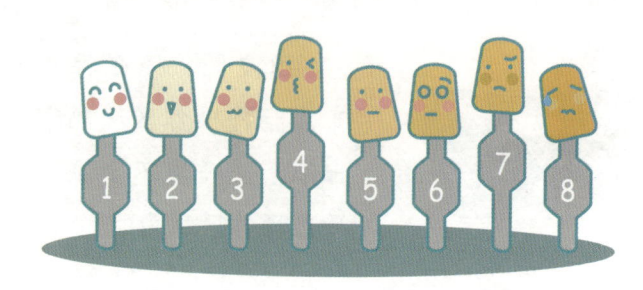

贴面修复

贴面修复就是在不损耗健康牙齿的前提下，采用粘接技术，针对牙齿的缺损、畸形、变色等，应用特殊材料进行粘接覆盖，从而恢复牙齿的正常形态和色泽的一种修复方法。

优点

· 改善牙齿外观，达到美白修复牙齿的目的。

· 对牙齿伤害小。相比安装全瓷牙、金属瓷牙等操作，贴面治疗削磨的牙体组织较少。

· 耐磨性和颜色稳定性高。

· 对牙周组织伤害小。牙齿贴片的边缘一般在牙龈上或牙龈稍下。假牙常需深入牙龈下，易导致牙龈红肿等副作用。与之相比，牙齿贴片对牙周组织的损害更小。

缺点

·口腔异物感。牙齿贴片会增加牙齿的厚度,造成口腔异物感等不适。

·色泽不够自然。

·牙龈红肿。贴片安装位置不当会刺激牙龈,出现牙龈红肿、出血等症状。

·不能食用较硬的食物。多数牙齿贴片比牙釉质软,咀嚼过硬的食物可能导致贴片脱落或折断等情况。

适合用贴面美白牙齿的人群

四环素牙、药物性变色牙及遗传性黄牙的患者可选择贴面修复来实现美白牙齿的愿望。

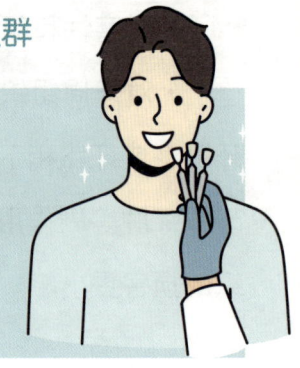

不适宜用贴面美白牙齿的人群

· 牙齿没有足够的黏结面的人群，如牙齿错位、习惯口呼吸，或者上、下牙咬合异常者。

· 相邻牙齿距离超过2mm者。

· 有夜间磨牙习惯者。

贴面美白的步骤

第一步，检查设计。医生根据口腔X线片了解牙齿的情况，必要时还会取模型进行美学设计。

第二步，牙体预备。医生对牙齿进行清洁及少量打磨，然后进行比色，选择适合的贴面颜色。

第三步，取模制作牙贴面。配合医护人员取牙齿模型。牙齿模型将用于制作临时修复体和牙贴面。

第四步，黏结牙贴面。①试戴牙贴面，将牙贴面调适到最佳位置。②在牙贴面和牙体上涂抹黏结剂，并轻压牙贴面使之紧贴在牙体上。③使用光固化灯照射牙贴面，使之固定。④清除多余黏结剂。

第五步，抛光调改。贴好牙贴面后，医生会对牙齿进行抛光，并调改咬合。

牙齿美白能够提升个人形象，增强自信心，改善口腔卫生。但同时也可能造成牙齿敏感，甚至导致牙釉质受损。因此，在进行牙齿美白之前，应先咨询牙科医生，选择安全有效的美白方案，最大限度地避免副作用。

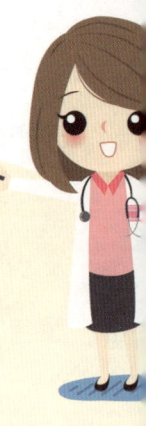

除了美白，贴面修复的其他用途

・修复牙体缺损。牙面的小缺损、前牙切角缺损、大面积浅表缺损等。前牙切角缺损是指位于口腔前部的牙齿在咀嚼或咬合过程中，由于意外或长期磨损而造成的牙体切角部位缺损。这种缺损通常会导致牙齿敏感、影响咀嚼效果和口腔美观等问题。

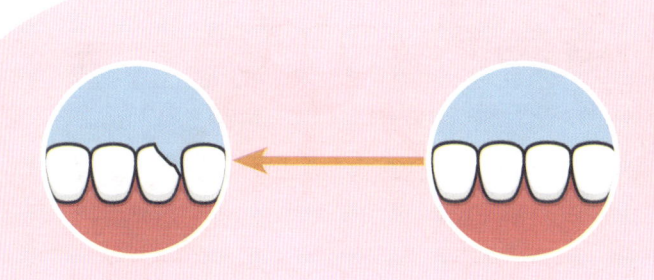

• 改善牙齿形状或纠正排列异常。畸形牙、过小牙、牙间隙增大、扭转牙等。扭转牙是一种牙齿畸形,也称为"螺旋牙"或"扭曲牙"。它通常是由于在牙齿发育过程中,受到压力、疾病或营养不良等因素的影响,导致牙齿的形状和排列发生异常。

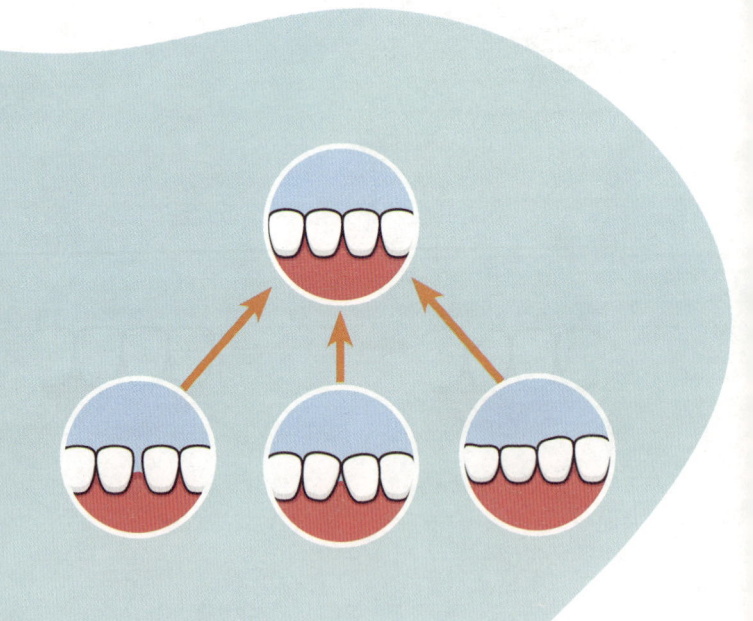

Part 10

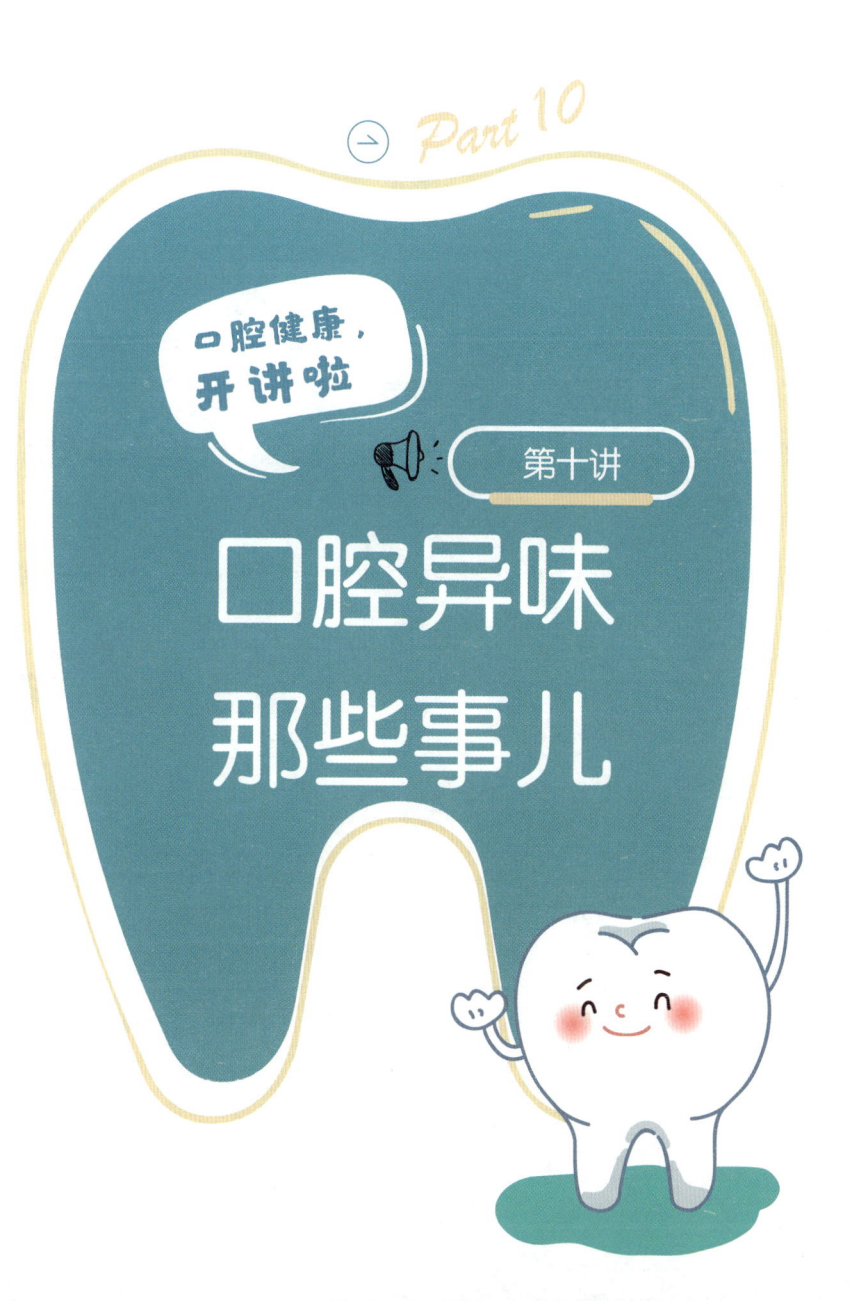

口腔健康，开讲啦

第十讲

口腔异味那些事儿

随着生活水平的提高，人们对个人形象越来越关注，口腔异味成为损坏个人形象、妨碍社交的一大难题。世界卫生组织（WHO）已将口腔异味作为一种疾病来进行报道。相关调查显示，全世界有10%~65%的人曾经或正在遭受口腔异味的困扰。

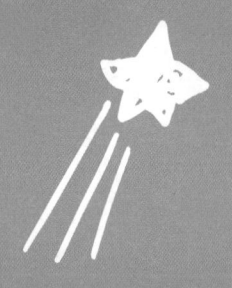

第十讲 口腔异味那些事儿

口腔异味源自哪里

口腔卫生问题

如果长时间不刷牙或者刷牙方法不正确，口腔里的细菌就像一个个小恶魔，它们产生的代谢废物会释放难闻的气味，充斥口腔。

重口味食物

口腔异味并不仅仅源于口腔卫生问题，一些重口味的食物，如大蒜、洋葱、韭菜等，很容易在人的口腔里留下难以消散的气息。口腔疾病，如龋齿、牙龈发炎等也会导致口腔异味。还有一些不良的习惯，比如抽烟、喝酒等，不仅会影响身体健康，还会引起口腔异味。

身体不适

口腔异味还可以分为口源性异味和非口源性异味。调查研究显示，80%~90%的口腔异味来源于口腔。非口源性异味因素有幽门螺杆菌感染、消化不良、便秘等。

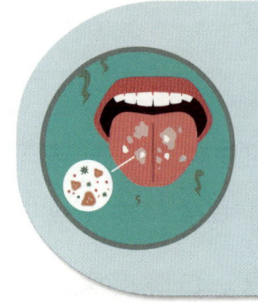

• 舌苔。如果采用正确的方法刷牙并且牙缝也清洁到位了，但口腔异味就是阴魂不散，则有很大可能是舌苔导致的异味。

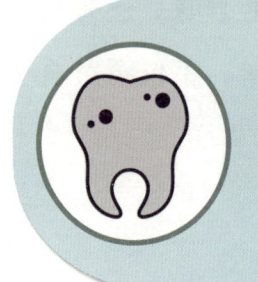

• 龋洞。龋洞内藏有大量的细菌，这些细菌的代谢产物可释放出难闻的气味。

第十讲 口腔异味那些事儿

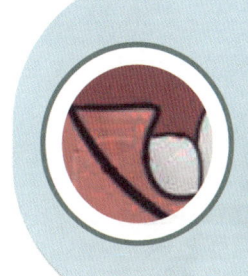

- 盲袋。在智齿没有完全长出来时,其上方会形成盲袋。这个小袋子里面可能藏有食物残渣,成为细菌生长、繁殖的温床,从而造成异味。

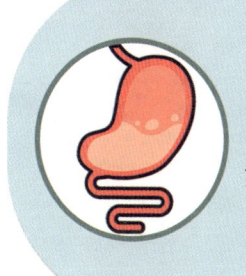

- 胃食管反流、胃溃疡、胃肠道感染等疾病也会导致口腔异味。

口腔异味的评估

评估前的注意事项

·检查前48小时内不要吃大蒜、葱、姜等味道较重的食物。

·检查前12小时内不要吸烟、饮酒或者使用漱口水。

·检查前2小时内不要刷牙、使用牙线等。

·检查临近前不要喷香水或者使用化妆品。

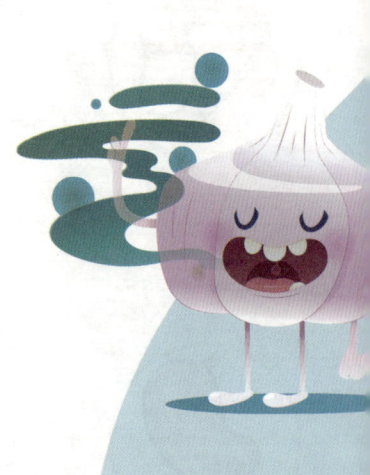

自我筛查

- 通过呼吸判断。用手同时捂住嘴巴和鼻子,然后缓慢呼气。

- 通过唾液判断。先将手清洗干净,不要残留其他味道,用舌头轻轻舔一舔手背,等待大约10秒之后,评估是否有异味。

- 判断舌苔气味。用一把干净且无味的勺子在舌背上刮下一些舌苔进行评估,如果舌苔有异味则提示有口腔异味。

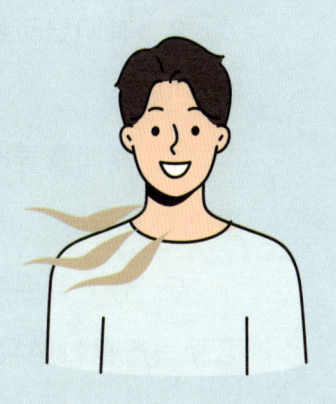

如何判断口腔异味的严重程度

通过0~5级分类法对口腔异味的严重程度进行评判，评分＞2的即为口腔异味。

0：没有气味。

1：有气味→不能确定是否为口腔异味。

2：有轻微异味→轻度口腔异味。

3：有明显可察觉的气味→中度口腔异味。

4：能闻及异味，但还可以忍受→重度口腔异味。

5：有十分强烈的气味，让人无法忍受→严重口腔异味。

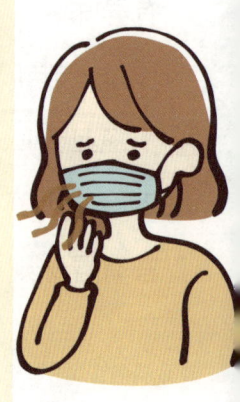

预防口腔异味的方法

• 坚持用科学方法刷牙,保持口腔清洁。在日常生活中,茶余饭后应及时漱口,减少食物残渣在口腔内的停留时间;早晚刷牙,每次刷牙时长不少于3分钟。

• 清洁舌苔。使用舌苔刷可以有效地清理舌头上的微生物,从而帮助缓解口腔异味。相比牙刷而言,舌苔刷多采用软毛或硅胶材质,宽阔的刷头能一下子覆盖住整个舌背。

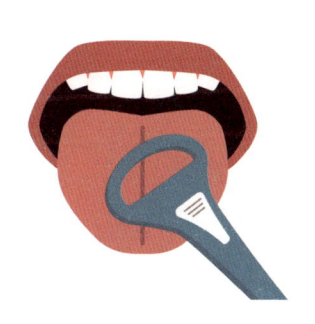

- 定期接受口腔检查。通过全面的口腔检查，医生不仅可以清除日常刷牙解决不了的牙结石，还可以检查口腔内是否存在未治疗的龋齿、残根和口腔黏膜炎症等疾病。

- 积极治疗疾病。一般来说，全身相关疾病治愈或者好转后，口腔异味的症状可以逐渐减轻直至消失。

- 药物治疗。使用3％的双氧水溶液或者0.1％～0.2％的氯己定漱口液漱口或冲洗牙龈。

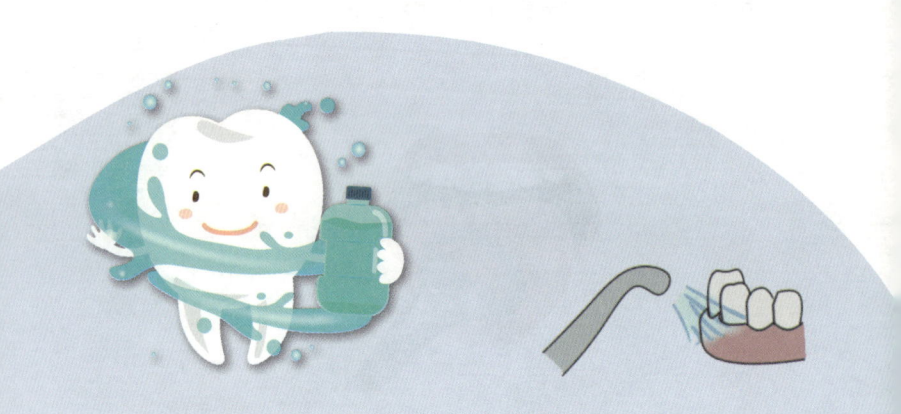

第十讲 口腔异味那些事儿

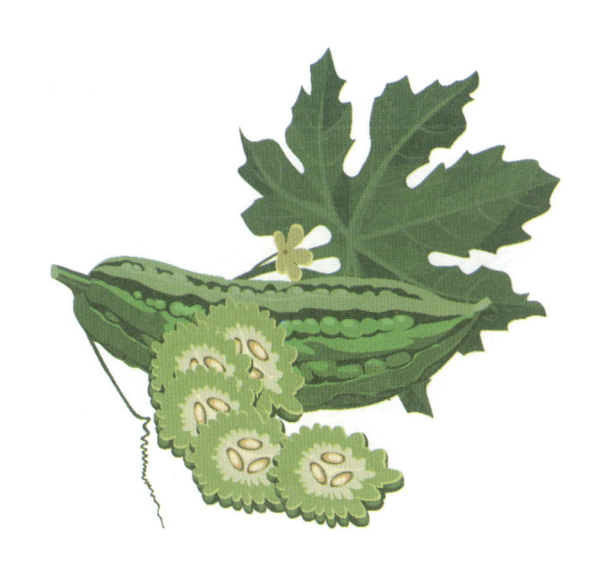

·中医疗法。降胃火有助于清除口腔异味。当胃火较旺时,吃一些苦味食材,如苦瓜、苦苣、蒲公英等,可以清热泻火、消食化滞。

Part 11

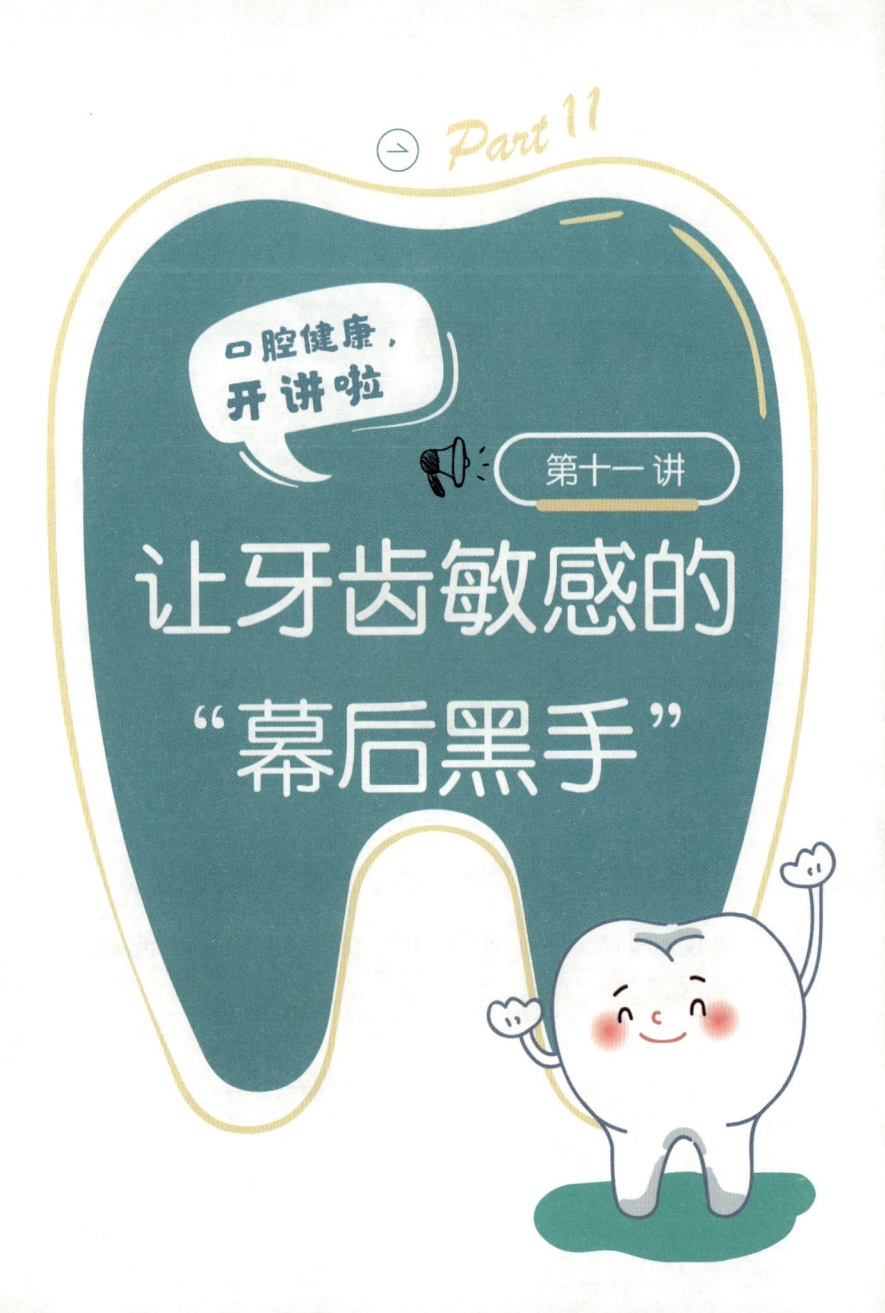

口腔健康，开讲啦

第十一讲

让牙齿敏感的"幕后黑手"

牙齿敏感是牙本质小管内的神经末梢受到刺激所致。这种刺激通常来自口腔中的酸、甜、冷、热刺激,或者由摩擦或咬合导致。

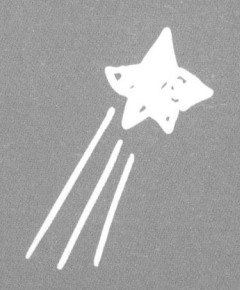

口腔健康，开讲啦

导致牙齿敏感的原因

造成牙齿敏感的原因众多，常见的有以下几种。

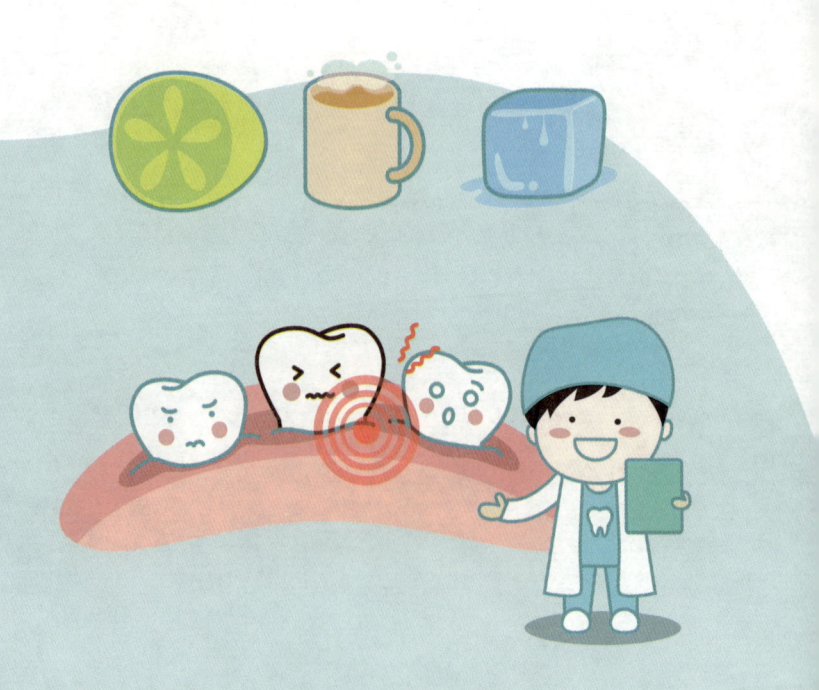

牙本质受损

牙本质受到破坏可使牙髓暴露从而导致牙齿敏感。当外界的刺激因素接触到牙髓的暴露点时就会导致牙疼、酸痛等不适。

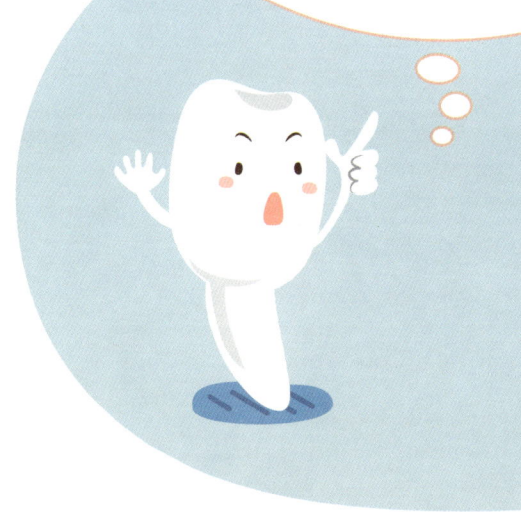

口腔健康，开讲啦

龋病

龋病通常是由于口腔清洁不到位、长期吃甜食、缺乏钙质和维生素等导致的。龋病的发生会导致牙齿的硬组织逐渐被破坏，牙髓易与外界刺激物相接触，进而引起牙齿疼痛和敏感。发现龋洞应及时就医。

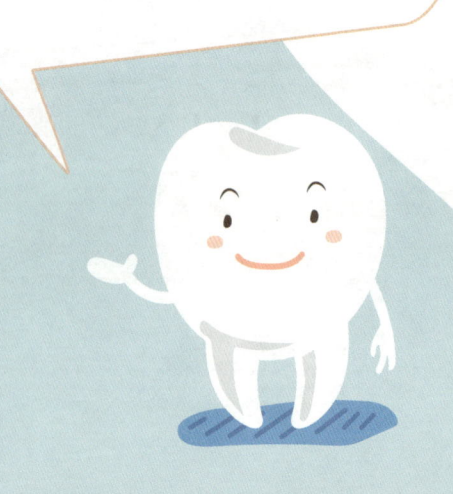

牙体缺损和隐裂

经常吃坚硬的食物或者遭遇外伤都可能导致牙齿缺损或者出现细小的裂纹,这些都会让牙齿深部暴露在外界的刺激之下而导致敏感。另外,刷牙用力过猛、刷牙方式不正确、牙刷刷毛过硬、高频率刷牙等情况都可能加重牙齿的磨损,导致牙齿敏感。

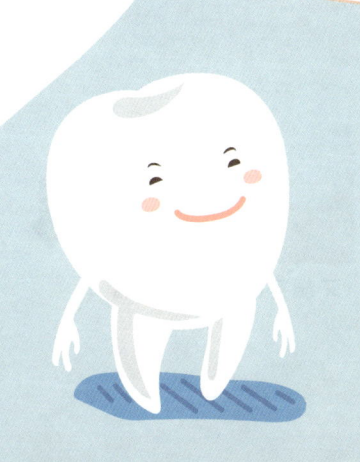

牙龈萎缩

正常情况下，牙龈覆盖在牙根表面。牙龈萎缩最直观的表现就是"牙齿变长了"，部分牙根因失去牙龈的保护而暴露。这时牙齿受到刺激就很容易出现敏感的症状。牙龈萎缩的发生率和严重程度随年龄增长而增加，且在老年男性中更为常见。

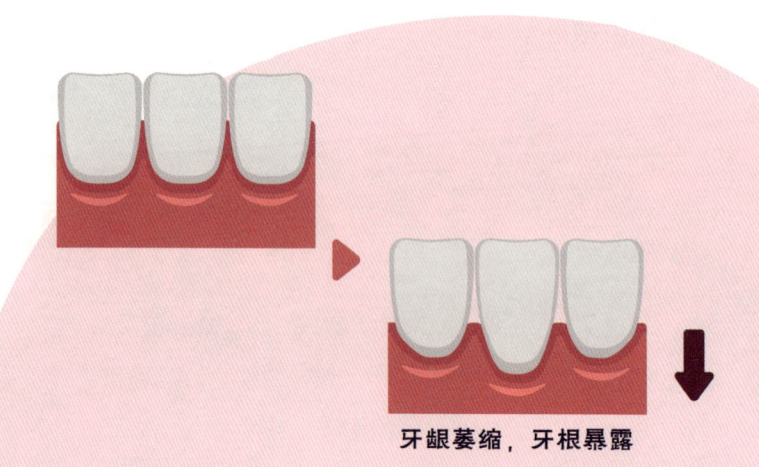

牙龈萎缩，牙根暴露

牙周炎

牙周炎是一种常见的口腔疾病,主要是由牙菌斑和牙结石引起的。牙菌斑是附着在牙齿表面的一种细菌集合体,如果不及时清除,就会形成牙结石。牙结石由菌斑钙化而成,可对牙齿和牙龈的健康产生负面影响。

牙齿酸蚀

经常喝碳酸饮料非常容易造成牙齿的酸蚀,也就是牙齿表面的釉质流失。此时,外界的刺激可以轻松传递到牙神经并引起疼痛。另外,频繁呕吐、胃食管反流的人群也容易发生牙齿的酸蚀。

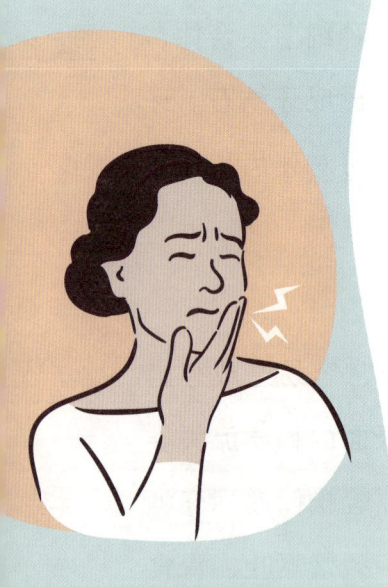

🦷 牙齿美白的副作用

牙齿美白过程中使用的药剂，如过氧化物，会损伤牙齿，甚至渗透进入牙齿的深部结构。另外，过氧化物会和色素发生化学反应，释放自由基（被称为游离基，正常情况下担任身体能量的搬运工，参与新陈代谢。但当自由基超出一定量之后，就会攻击人体正常的细胞），也会损伤牙齿结构。所以，牙齿美白一定要控制好用量。

牙齿敏感的相关检查

牙齿敏感是牙齿在受到刺激后导致的短暂而尖锐的疼痛。通常情况下,针对牙齿敏感主要进行口腔学检查和X线检查。

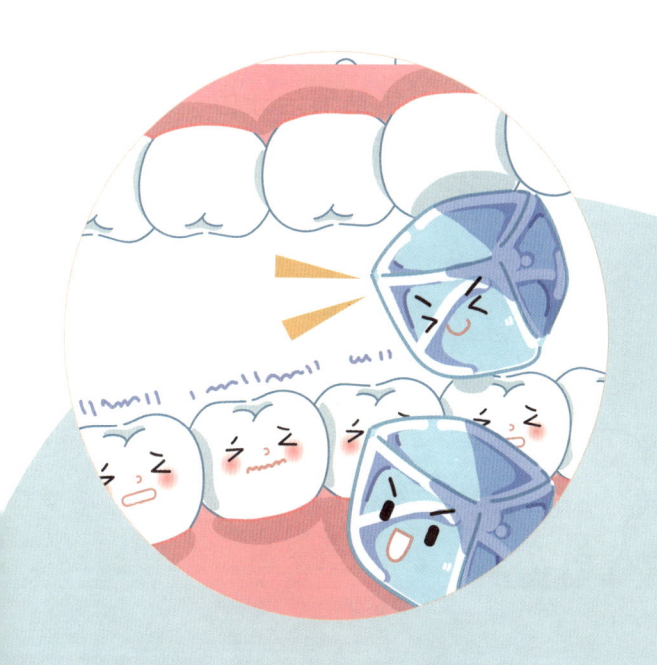

口腔学检查

口腔学检查是一项非常重要的医学检查，它可以帮助医生了解患者的口腔健康状况。在进行口腔学检查时，医生会使用专业的口腔镜来检查患者的口腔，包括舌头、牙齿、牙龈和喉咙等部位。

在口腔学检查结束后，医生会根据检查结果和建议来制订治疗计划，包括清洁牙齿、修补龋齿、治疗牙周疾病、建议改变口腔卫生习惯等。

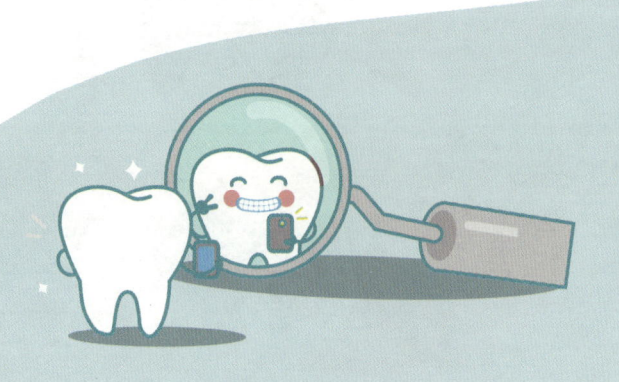

X线检查

口腔X线检查能够生成口腔内部的图像,让医生可以清晰地观察牙齿、牙周组织,以及口腔结构等情况。

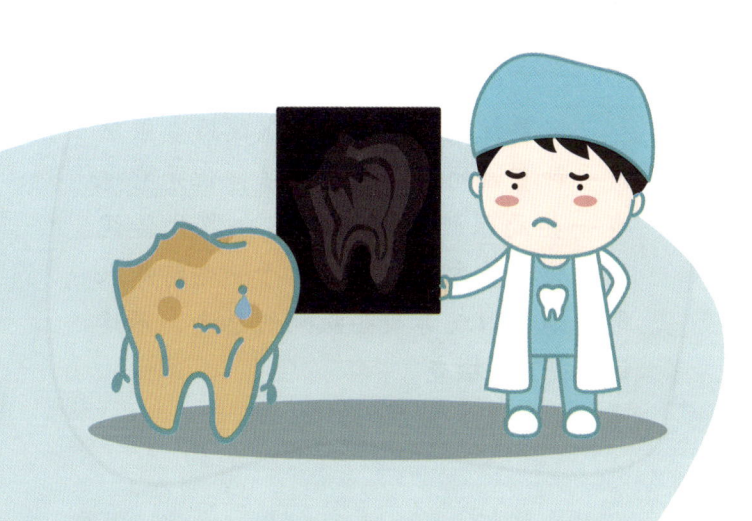

进行口腔X线检查时通常不会带来明显的疼痛或不适。口腔X线检查可以帮助医生发现龋齿、牙周疾病、骨折等问题。它还可以帮助医生评估牙齿和牙周组织的情况，为制订治疗方案提供线索和依据。

需要注意的是，口腔X线检查虽然是一种有效的口腔检查方法，但是它也有一些局限性。它不能完全取代传统的口腔检查方法，而且对于一些特殊人群，如孕妇或者某些疾病的患者，不建议接受X线检查。

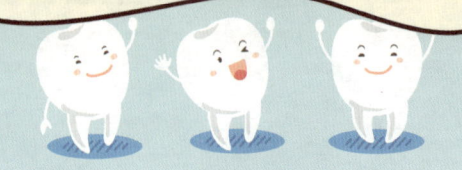

🦷 辅助检查

医生可用温度试验、疼痛的3级评判法和数字化疼痛评判法来进一步评估牙齿敏感程度,了解患者的感受。

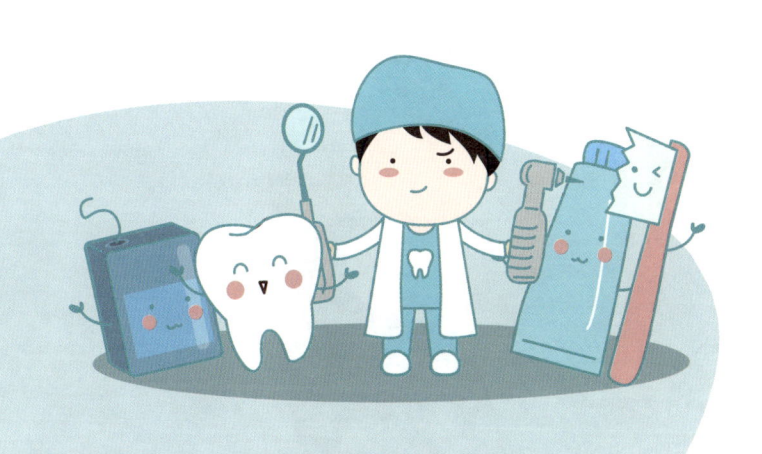

纠正牙齿敏感的方法

注意口腔健康

·使用正确的方法刷牙，保持口腔干净卫生。

·纠正不良的行为习惯，如喜咬硬物、睡觉磨牙等，必要时可以佩戴牙套保护牙齿。

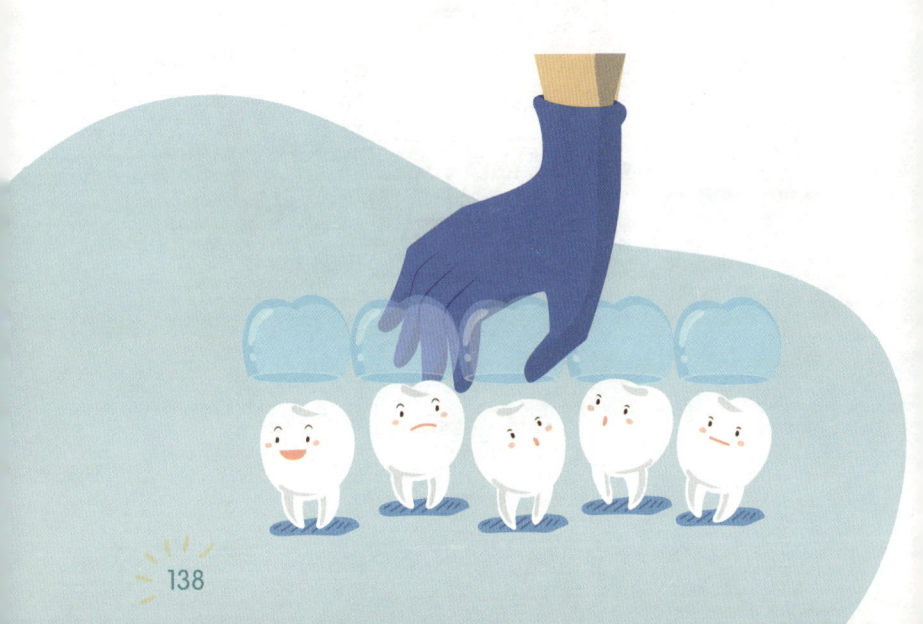

使用脱敏牙膏

在日常生活中如果只是偶尔出现牙齿敏感的情况，可以尝试使用脱敏牙膏，其有效成分包括硝酸钾、氯化锶、丁香酚等，可以帮助牙齿抵抗外界刺激，缓解牙齿敏感。使用脱敏牙膏是改善牙齿敏感的一种比较方便快捷的方法，也是很多患者的首选方法。但是导致牙齿敏感的原因十分复杂，建议大家还是要及时就医，查明病因，在专科医生的指导下进行针对性的预防和诊治，以免延误病情。

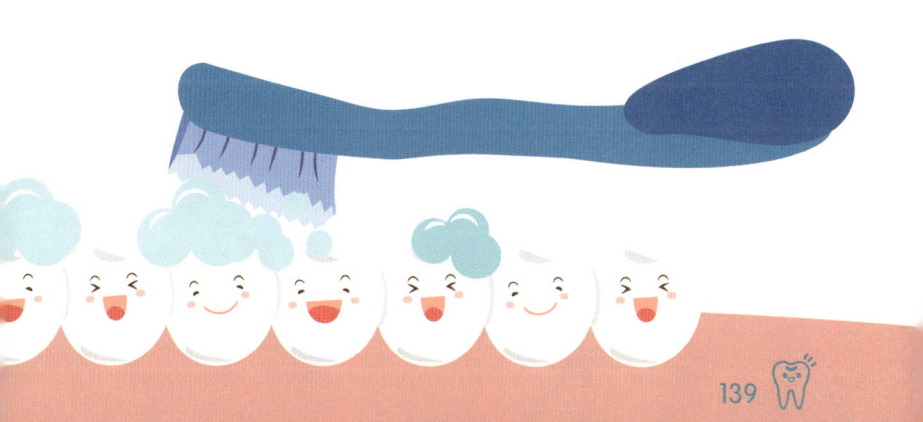

激光脱敏

这是一种使用激光技术来减轻牙齿敏感症状的治疗方法。这种治疗方法使用一种特殊的激光，能够覆盖牙齿表面，并深入牙齿内部，从而减少牙齿敏感。

在进行牙齿激光脱敏治疗之前，医生会先对患者的牙齿进行详细的检查，以确定哪些牙齿需要接受治疗。激光脱敏治疗的时间很短，通常只需要几分钟就可以完成。在治疗后，患者可能感到轻微的不适，如牙齿酸胀或疼痛。但这种不适通常很快就会消失，之后患者需要保持良好的口腔卫生，以免发生感染和炎症。

🦷 钾盐脱敏

通过使用钾盐,也就是硝酸钾或氯化钾等,来缓解牙齿过敏的症状。这些钾盐可以进入牙本质小管并阻塞神经末梢,从而降低牙齿对外界刺激的敏感度。使用含有钾盐的漱口水也可以减少牙齿敏感的发生。漱口水中的钾盐也可以直接作用于牙齿表面,帮助阻塞牙本质小管,减少牙齿敏感。

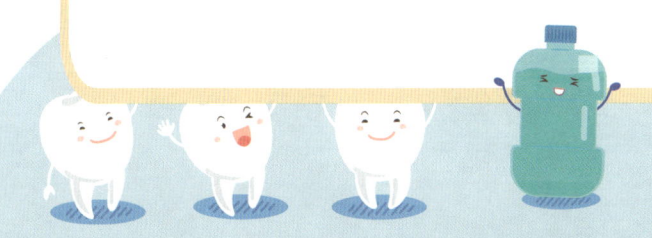

树脂黏结脱敏

这种治疗方法主要是通过使用黏结剂,将牙齿修复材料粘到牙颌面,封闭牙本质小管,以恢复牙齿的形状和功能,同时达到脱敏的效果。

医生会先对患者的牙齿进行清洁和消毒,然后将黏结剂涂在牙齿表面,使其与牙齿紧密贴合。在贴合的过程中,患者需要长时间张开嘴巴并露出牙齿,以便医生将修复材料准确地放置在适当的位置。

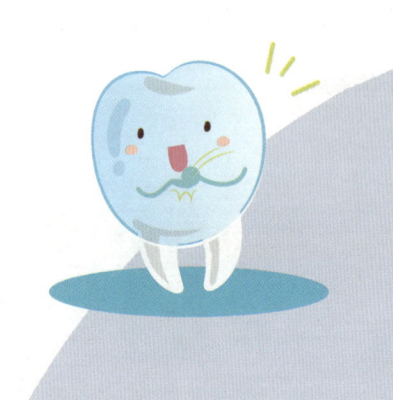

第十一讲 让牙齿敏感的"幕后黑手"

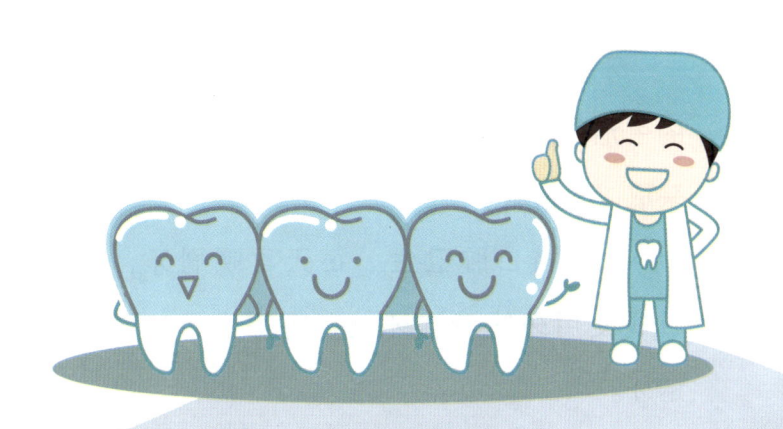

这种治疗方法通常需要多次就诊，但每次就诊的时间比较短，因此不需要担心治疗过程会过于痛苦。同时，该治疗方法对牙齿的损伤也很小，能够最大限度地保护牙齿。

日常生活中预防牙齿敏感的方法

牙齿敏感是一种常见的口腔问题，会给我们的生活带来很多困扰。为了预防牙齿敏感，可以采取以下措施。

·保持口腔卫生。每天早晚刷牙，餐后漱口或使用牙线清洁牙缝，定期进行口腔检查和洁牙。

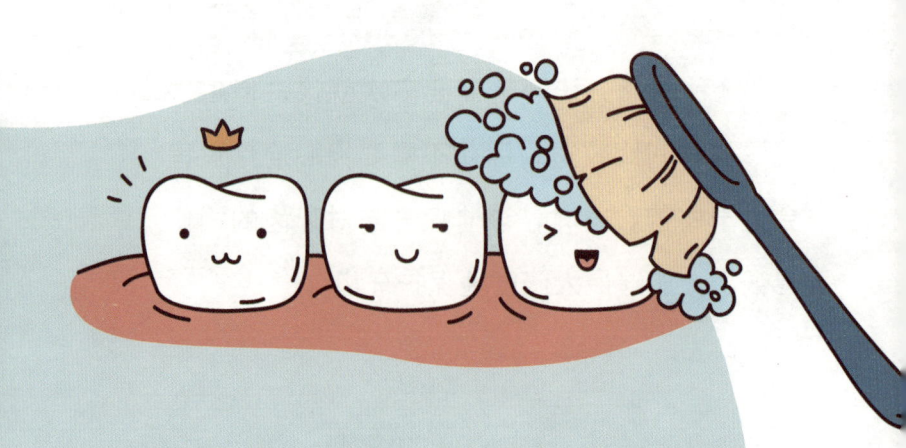

第十一讲 让牙齿敏感的"幕后黑手"

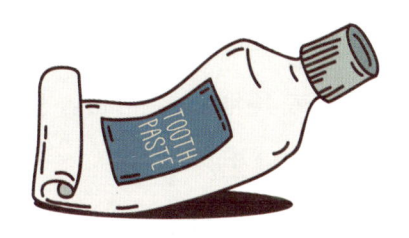

·使用抗敏感牙膏。抗敏感牙膏可以减轻牙齿敏感的症状,如冷热刺激疼痛等。在选择抗敏感牙膏时,要根据自己的敏感程度和症状选择适合的产品。

·选择适合的牙刷。过度磨损会导致牙齿表面变薄,从而增加牙齿敏感的风险。建议选择适合的牙刷,并且坚持采用科学方法刷牙。

·保持饮食均衡。均衡的饮食可以提供身体所需的营养,同时也有助于保护牙齿健康。多吃富含维生素D和矿物质的食物,如牛奶、鱼类、蔬菜和水果等;减少酸、甜、辛辣的食物和汽水饮料的摄入。

·及时治疗口腔问题。如果存在龋齿、牙周疾病或其他口腔问题,要及时治疗,以避免牙齿敏感的发生。

通过采取以上措施,我们可以有效地预防牙齿敏感。如果已经出现牙齿敏感的症状,可以咨询牙医并接受相应的治疗。

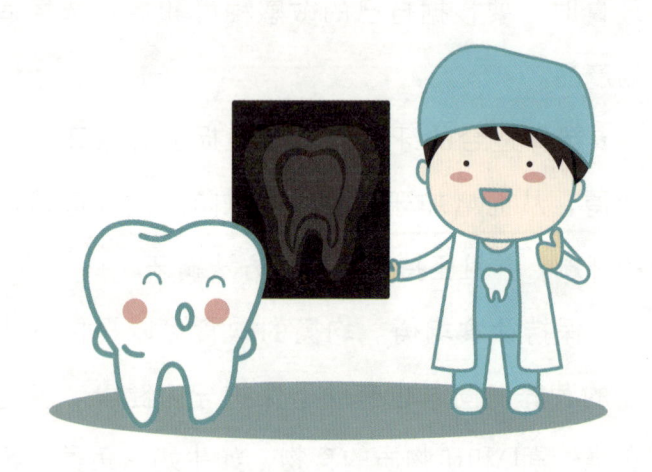

Part 12

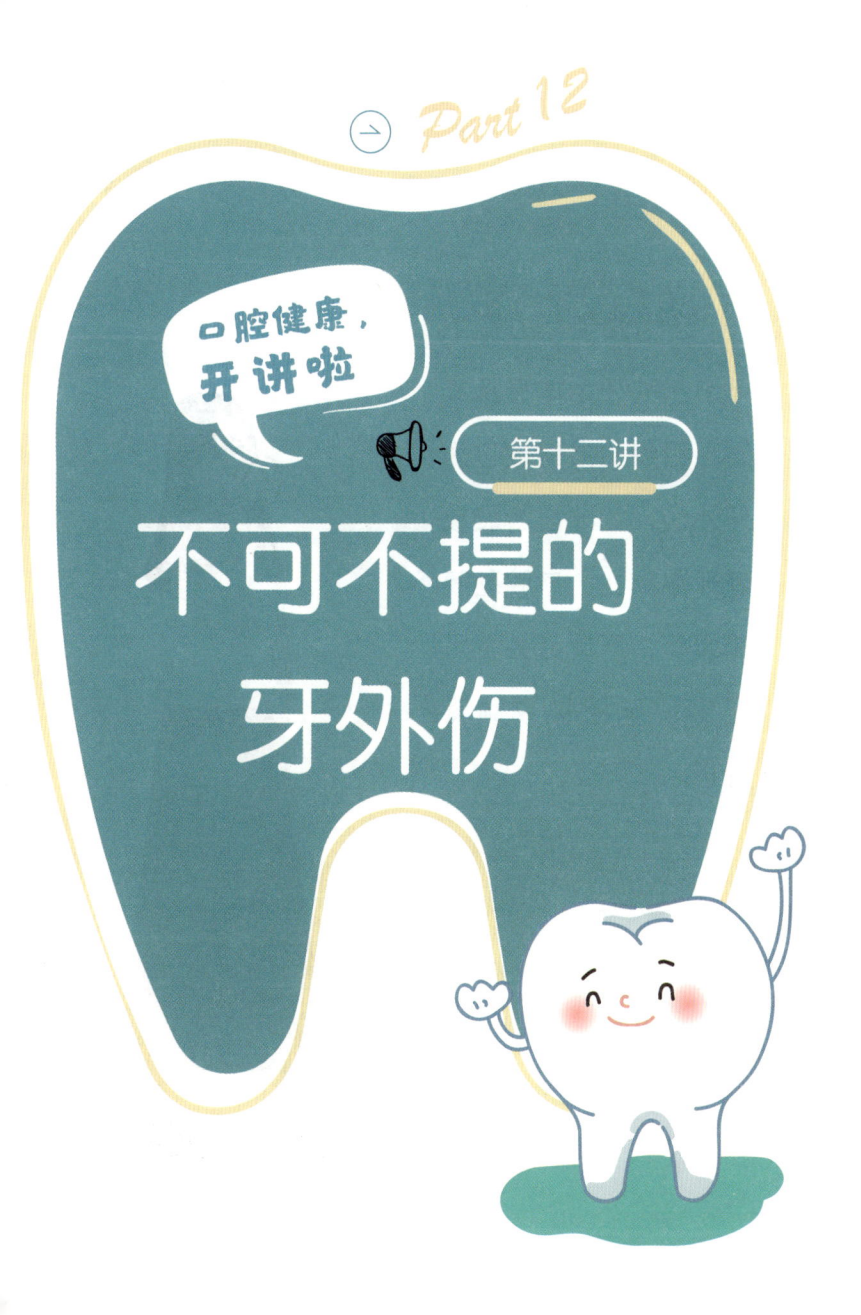

口腔健康，开讲啦

第十二讲

不可不提的牙外伤

什么是牙外伤

牙齿受到外力影响而引起的牙齿本身及其周围组织的损伤被称为牙外伤,如牙齿断裂或者牙龈出血、口腔黏膜撕裂等,严重者甚至可能出现牙槽骨或颌骨骨折。

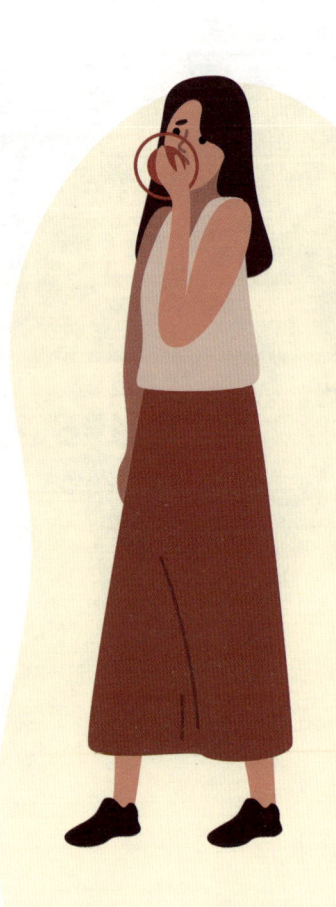

第十二讲 不可不提的牙外伤

牙外伤高发的人群

· 乳牙外伤好发于1～2岁幼儿，主要由意外伤害引起，如跌倒造成牙齿损伤。

· 年轻恒牙外伤好发于8～9岁儿童。这个时期的孩子活动性强，户外活动较多，容易在运动或游戏中发生牙齿损伤。

· 恒牙外伤多见于体育运动爱好者、运动员、交通事故受伤者等。

牙外伤的分类

牙外伤常被分为三种类型：牙震荡、牙脱位、牙折断。不同牙外伤的处理与治疗方案也不相同。

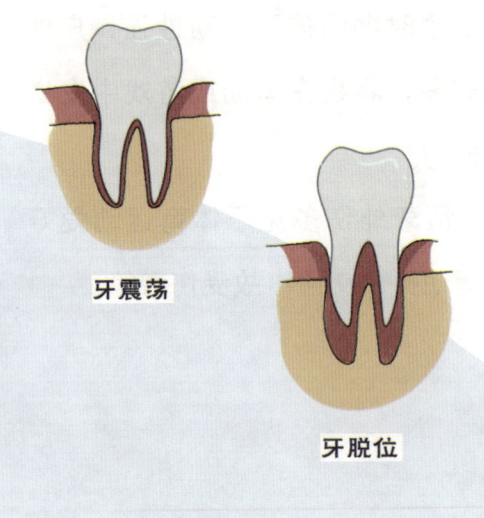

牙震荡

牙脱位

牙折断

第十二讲 不可不提的牙外伤

牙震荡

什么是牙震荡

牙震荡是最轻微的牙外伤,几乎没有损伤到牙冠和牙根,所以一般不会导致牙齿松动。但是伤者吃东西的时候,患处会有酸胀的感觉。

发生牙震荡该怎么办

一般来说,牙震荡患者需要在一段时间内避免使用受损的牙齿。休息1个月左右可去医院检查,如果没有发现异常则说明牙齿已经恢复正常。

牙脱位

牙脱位的分类

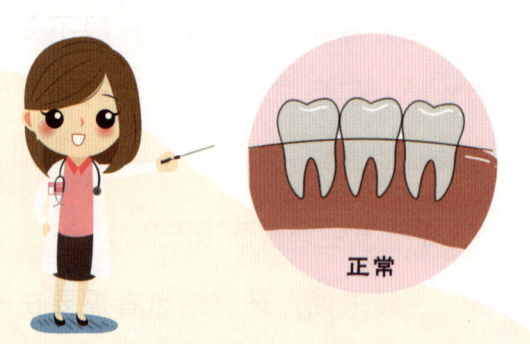

正常

嵌入型脱位：出现脱位的那颗牙齿明显矮于周围的正常牙齿，嵌进牙槽窝里。

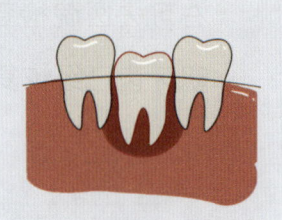

嵌入型脱位

第十二讲 不可不提的牙外伤

不完全脱位：脱位的牙齿发生松动，比旁边的牙齿都要高。

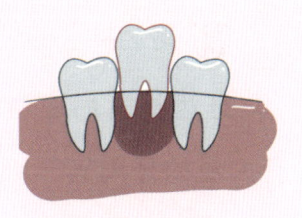

不完全脱位

脱出型脱位：牙齿与牙槽骨完全分离，牙槽窝内空虚。

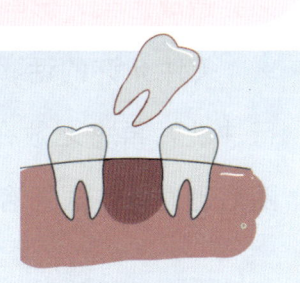

脱出型脱位

牙移位：脱位牙向唇、舌等方向移位。这种情况常常伴随牙槽窝侧壁的折断和牙龈裂伤。

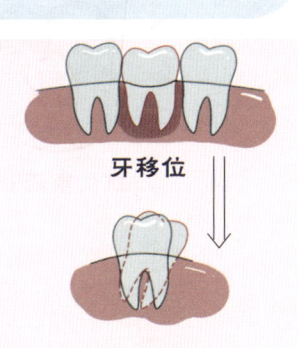

牙移位

侧面观

牙齿掉了该怎么办

牙齿掉落后应避免碰触牙根。因为牙根表面有大量的牙周膜干细胞,它们决定着这颗掉出来的牙齿再植以后的预后。如果用手触碰牙根,势必会造成污染,影响牙再植。

条件允许的话,可用生理盐水对脱位牙齿进行冲洗,再将之放在抗生素药液或牛奶里泡着,随后迅速赶往医院治疗。

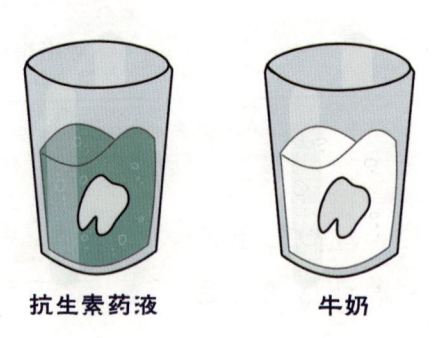

抗生素药液 **牛奶**

第十二讲 不可不提的牙外伤

记住！不要用纸、纱布包裹脱落的牙齿，因为这样做会让脱落牙的牙周膜坏死，降低牙齿再植的成功率！

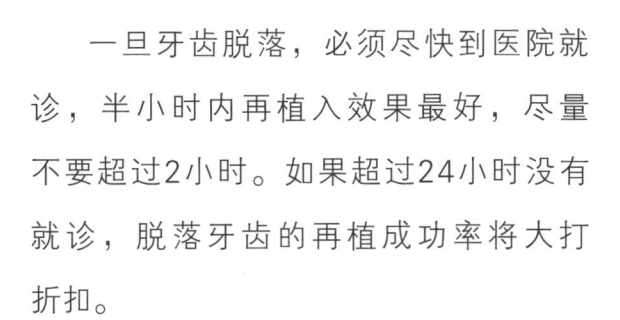

一旦牙齿脱落，必须尽快到医院就诊，半小时内再植入效果最好，尽量不要超过2小时。如果超过24小时没有就诊，脱落牙齿的再植成功率将大打折扣。

牙齿再植成功就"一劳永逸"了吗

牙齿再植成功后需要定期复查。脱落的牙齿复位之后，至少固定4周，并在第3个月、第6个月和第12个月进行复查。一旦发现牙髓已坏死，应及时做根管治疗。

牙齿上的"肉样"组织是牙周膜。牙周膜上的干细胞数量决定牙齿再植的成功率。因而，如果牙齿上有污染物不可自行刮掉，应尽快就医，交由医生处理。

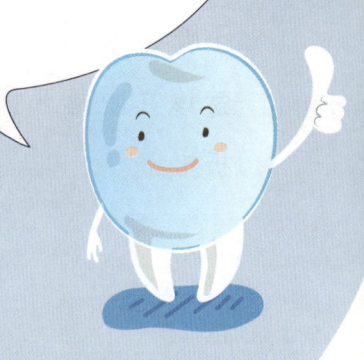

第十二讲 不可不提的牙外伤

牙折断

牙折断的后果

· 影响外貌。

· 牙齿断面锋利尖锐,可造成割伤和创伤性口腔溃疡,甚至引起感染。

· 牙齿断裂如果不及时修复,牙齿就不能正常对位,久而久之可影响咀嚼功能。

牙齿折断了该怎么办

遭遇牙折断应及时就医。根据折断的部位不同,医生会制订不同的治疗方案。

冠折

冠折通常分为两种情况:未伤牙髓和伤及牙髓。

如果只是牙齿缺了一角,冠折面积小,没有

伤到深处的牙髓，则仅需前往医院打磨抛光缺损边缘，无须其他处理。

如果折断的牙齿创面比较大但没有伤到牙髓，这种情况既影响美观，又可能因外界的反复刺激而导致牙髓充血或发炎，应及时充填牙齿。

如果牙齿折断并且断面出现穿孔，应及时赶往医院。医生会根据牙髓是否被污染，而进行相应治疗。

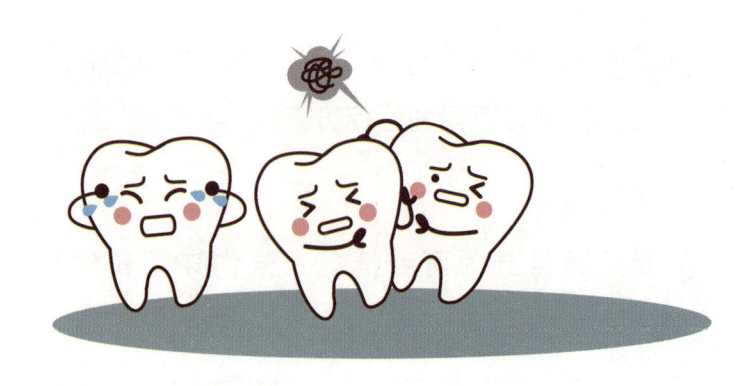

第十二讲 不可不提的牙外伤

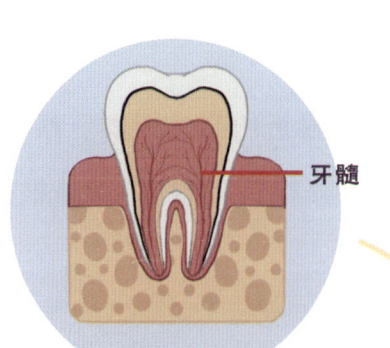

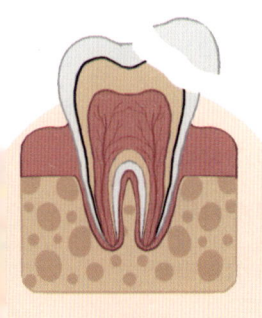

牙髓

面积小

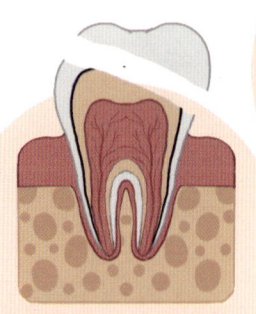

面积大但不伤及牙髓

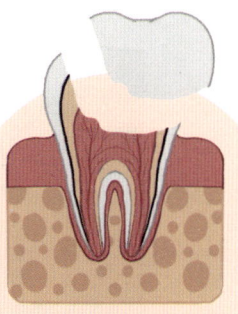

伤及牙髓

根折

成年人是根折的高发人群。根折按深度可分为：根尖1/3处根折、根中1/3处根折、根上1/3根折。

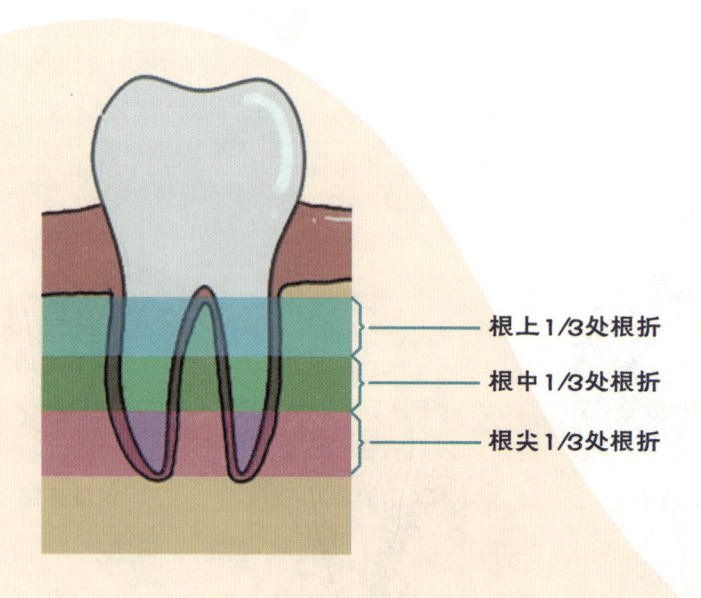

- 根上1/3处根折
- 根中1/3处根折
- 根尖1/3处根折

冠根折

顾名思义,冠根折即牙冠和牙根均被波及,断端往往较深,到达牙龈下面。冠根折往往导致牙髓被口腔里的细菌污染。不能保留的牙齿要及时拔除;可保留的牙齿应先做完根管治疗,再做后期的修复。

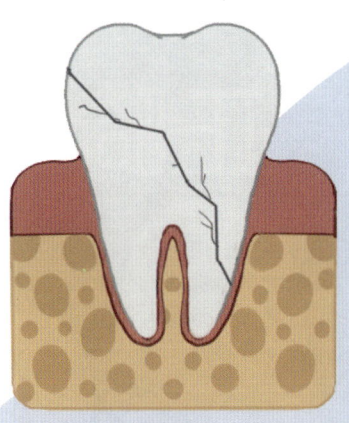

冠根折

Part 13

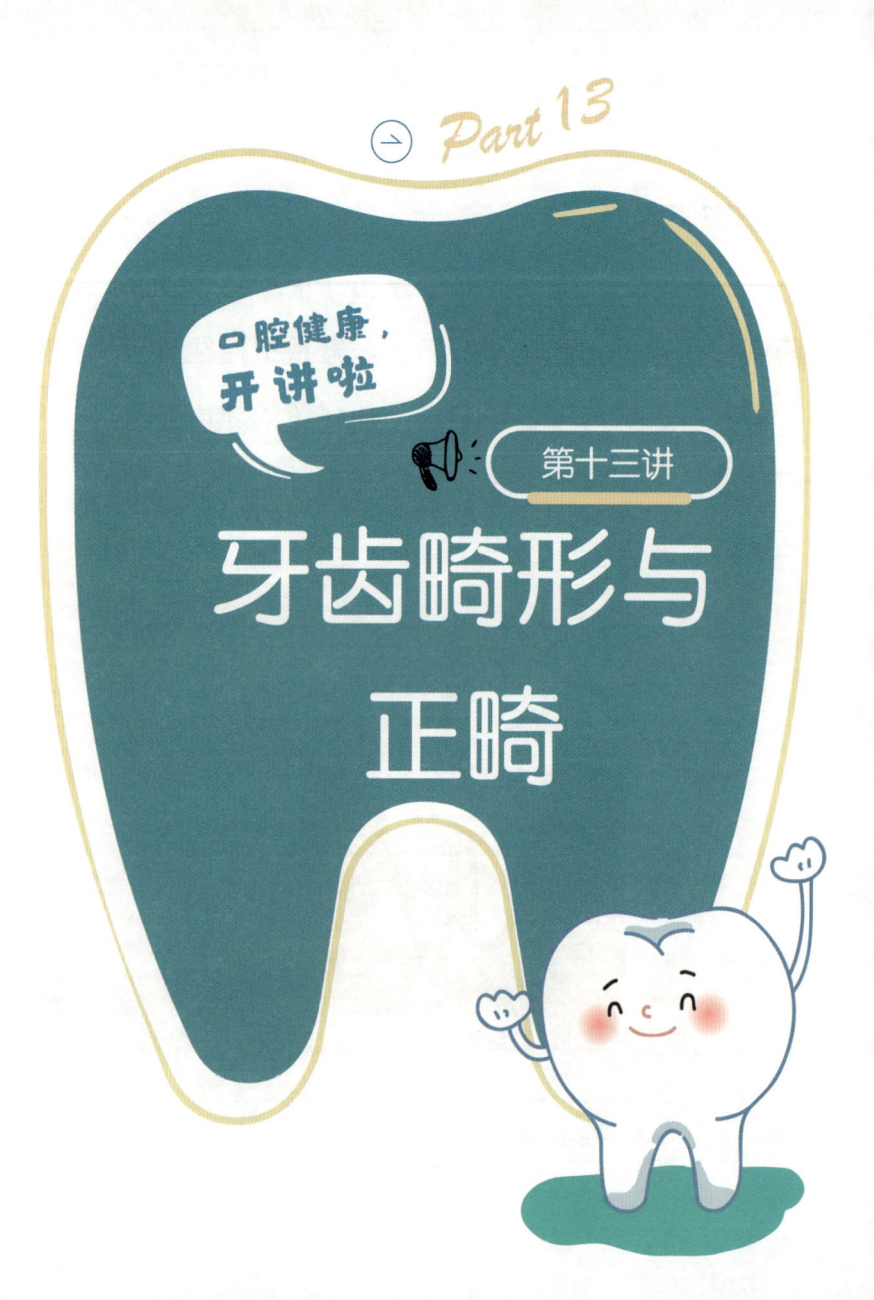

口腔健康，开讲啦

第十三讲

牙齿畸形与正畸

第十三讲 牙齿畸形与正畸

什么是牙齿畸形

先天因素或后天环境（生病、不良的口腔卫生习惯、换牙出现异常、作息的改变等）造成牙齿排列不整齐、错位、骨头形态位置不对称等一系列既影响美观，又波及咀嚼功能的情况被称为牙齿畸形。

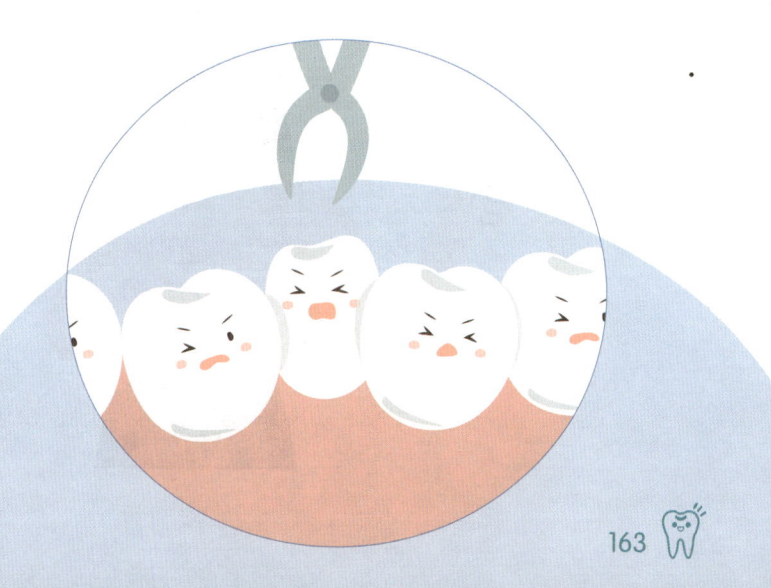

什么是正畸

正畸是通过一定的口腔技术手段,如各种矫正装置,来改善牙齿排列不齐、牙齿形态异常等情况,以达到面部骨骼、牙齿及肌肉、神经相互协调的状态。

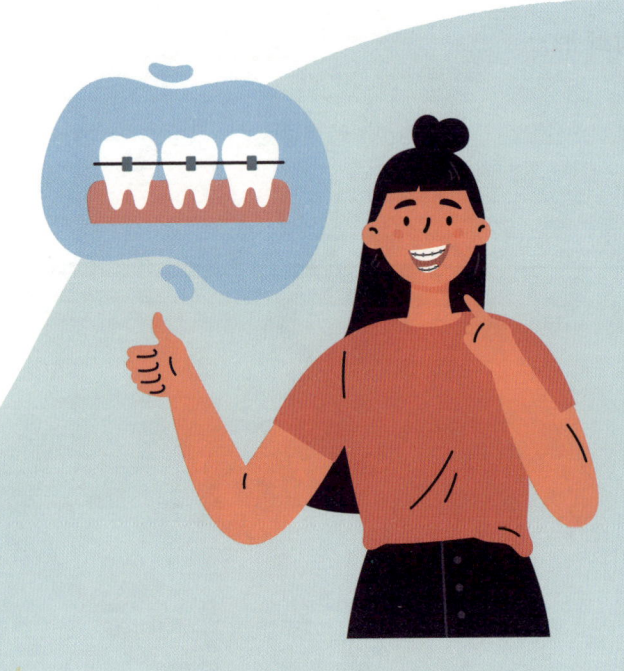

牙齿畸形的坏处

影响口腔健康

牙齿错位、扭转或长出不足等异常情况容易导致牙齿之间堆积菌斑、卡塞食物并且在刷牙时也难以清洁干净。由此，牙齿畸形极易导致虫牙及牙周疾病。

影响口腔功能

牙齿畸形可致咀嚼功能大大降低。上、下牙不能对齐会严重影响牙齿切碎、咀嚼食物的正常功能，进而影响消化系统的功能，导致消化不良等一系列消化系统疾病。

🦷 吞咽困难

吞咽过程需要舌头、牙齿及口腔内各部分肌肉的相互协作。因为牙齿畸形，舌头的位置可能会发生改变，导致舌头和口腔肌肉无法有效配合。

🦷 发音不正常

下颌前突或前牙开颌（后牙咬紧时前牙之间有间隙）都会影响发音功能。

🦷 呼吸运动受阻

严重的牙齿畸形可能会影响正常的呼吸运动。

🦷 颞下颌关节受损

牙齿畸形会干扰下颌关节的活动范围和路径，影响其正常功能，甚至可能导致关节病变。

影响牙颌发育

地包天、月牙形脸、双颌前突、开唇露齿、鸟嘴样畸形等情况,都会严重影响外貌。

影响身心健康

牙齿畸形会给患者带来心理和生理上的压力,尤其是面部畸形,会对患者身心健康产生较大影响。

与全身疾病有密切关联

研究表明,部分牙齿畸形可能导致气道狭窄、舌骨位置异常,从而严重影响口腔功能和外貌,并可能引发阻塞性呼吸暂停综合征(OSAS)。此外,部分偏头痛、肌功能紊乱和中枢神经系统疾病也与牙齿畸形有关。

牙齿畸形的预防性治疗

🦷 乳牙或恒牙早失

虫牙、外伤或者过早拔牙都会导致乳牙或恒牙早失。为了维持正常的咀嚼功能,确保牙弓的长度不会影响其他牙齿及牙槽的宽度和高度,患者常常需要佩戴缺隙保持器。恒牙早失的患者,可以先使用缺隙保持器,之后再通过义齿修复或正畸技术进行治疗。

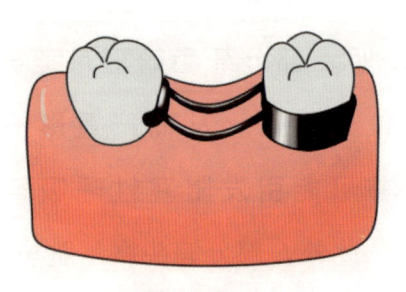

缺隙保持器

🦷 乳牙滞留

恒牙的牙胚位置异常或恒牙没有在正确的位置萌出，都可造成乳牙根未被完全吸收而滞留在原位。乳牙滞留的患儿应尽早拔除滞留的乳牙，以便让恒牙长出来。如果恒牙的牙根已形成超过2/3，但因缺乏萌出力而无法长出时，可以通过外科手术等手段促使其萌出。

🦷 恒牙早萌

临床上常使用阻萌器来抑制早萌牙的生长，待牙根形成超过一半后再去除阻萌器，让牙齿自然萌出。

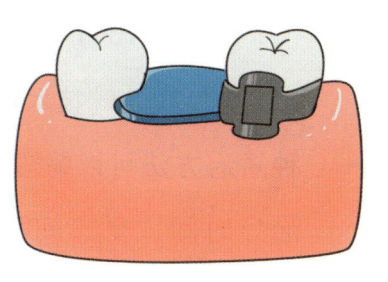

阻萌器

矫治器的种类

🦷 传统金属托槽

这就是人们日常生活中开玩笑说到的"钢牙"。传统金属托槽的价格亲民,矫治效果良好,但不够美观且舒适度较低。

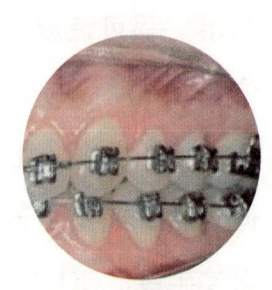

传统金属矫正

🦷 自锁托槽

与传统正畸技术相比,这种矫治方法可以缩短约1/3的治疗时间,复诊间隔也显著延长,从原来的3~4周复查1次变为每8周1次。但自锁托槽的固定力量比传统托槽小。

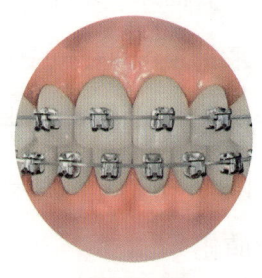

自锁托槽矫正

第十三讲 牙齿畸形与正畸

陶瓷托槽

陶瓷托槽由坚固透明的生物陶瓷材料制成，戴在牙齿上只看得到一条钢丝。除此之外，陶瓷托槽的边缘更加光滑，减少了对口腔黏膜的刺激，较传统金属托槽更加舒适，适合对金属过敏的患者。需要注意的是，陶瓷托槽脆性大，容易损坏。

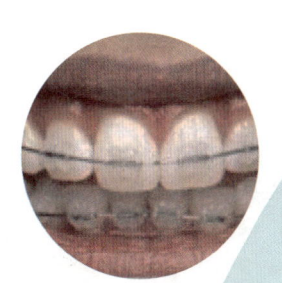

陶瓷托槽矫正

舌侧隐形托槽矫正

这种矫治器对正畸医生的技术要求较高，因为它佩戴在舌侧面，从外侧几乎看不见。然而，这种矫治器的费用较高，舒适度较低，可能会增加患者的口腔卫生维护难度，并且有可能影响发音。

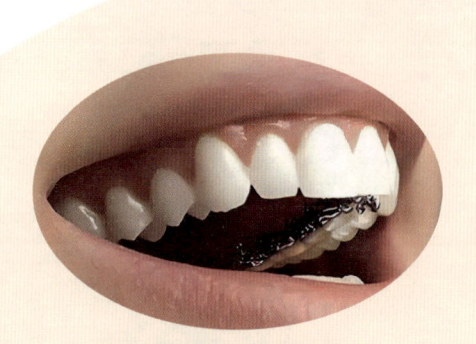

舌侧隐形托槽矫正

无托槽隐形矫正

隐形矫正的优点包括舒适、卫生、美观、精确、高效。隐形矫正比传统矫正器费用高,但比舌侧矫正便宜。患者在进食时可以取下牙套。不过需要注意的是,不宜长时间摘下牙套。

这种矫正器的适用范围有限,并非所有患者都适合佩戴。只有患者具备较高的配合度,才能保证治疗效果。

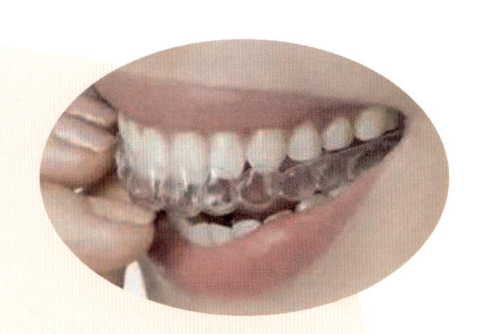

无托槽隐形矫正

活动矫正器

活动矫正器主要应用于早期矫正和比较简单的矫正。其优点在于佩戴者可以自行摘下，清洗方便，易于维护口腔卫生。但缺点是异物感明显，可能会使佩戴者感到不适。

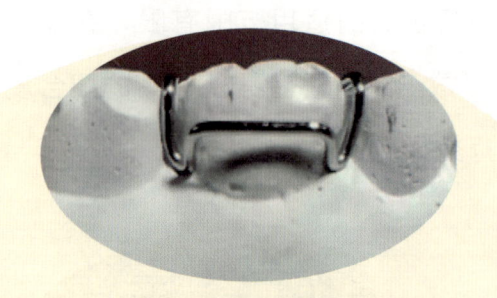

活动矫正器

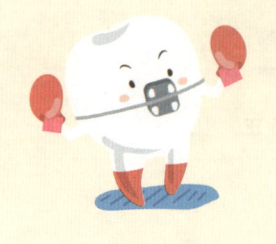

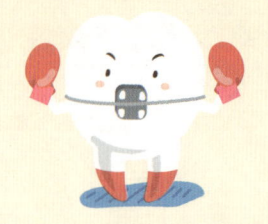

第十三讲 牙齿畸形与正畸

功能矫正器

矫正器体积较大,佩戴时异物感明显。

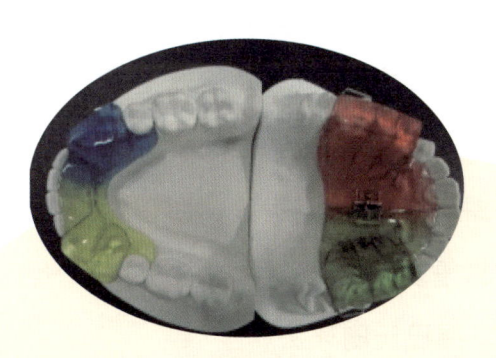

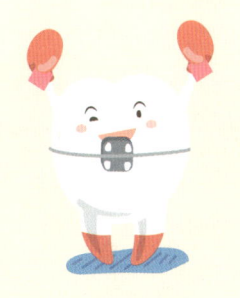

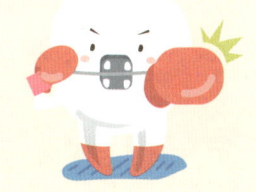

功能矫正器

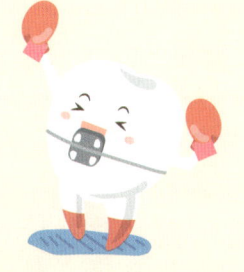

正畸之后如何清洁牙齿

牙齿矫正是一个长期的过程,一般需要一年半到两年的时间。佩戴矫治器之后,食物残渣容易嵌塞在牙齿与矫治器之间,如果清洁不当,容易导致蛀牙、牙周疾病等,所以做好日常的口腔护理非常重要。

- 掌握巴氏刷牙法。
- 学会使用牙线或牙间刷。
- 使用漱口水全面抑菌清洁。

Part 14

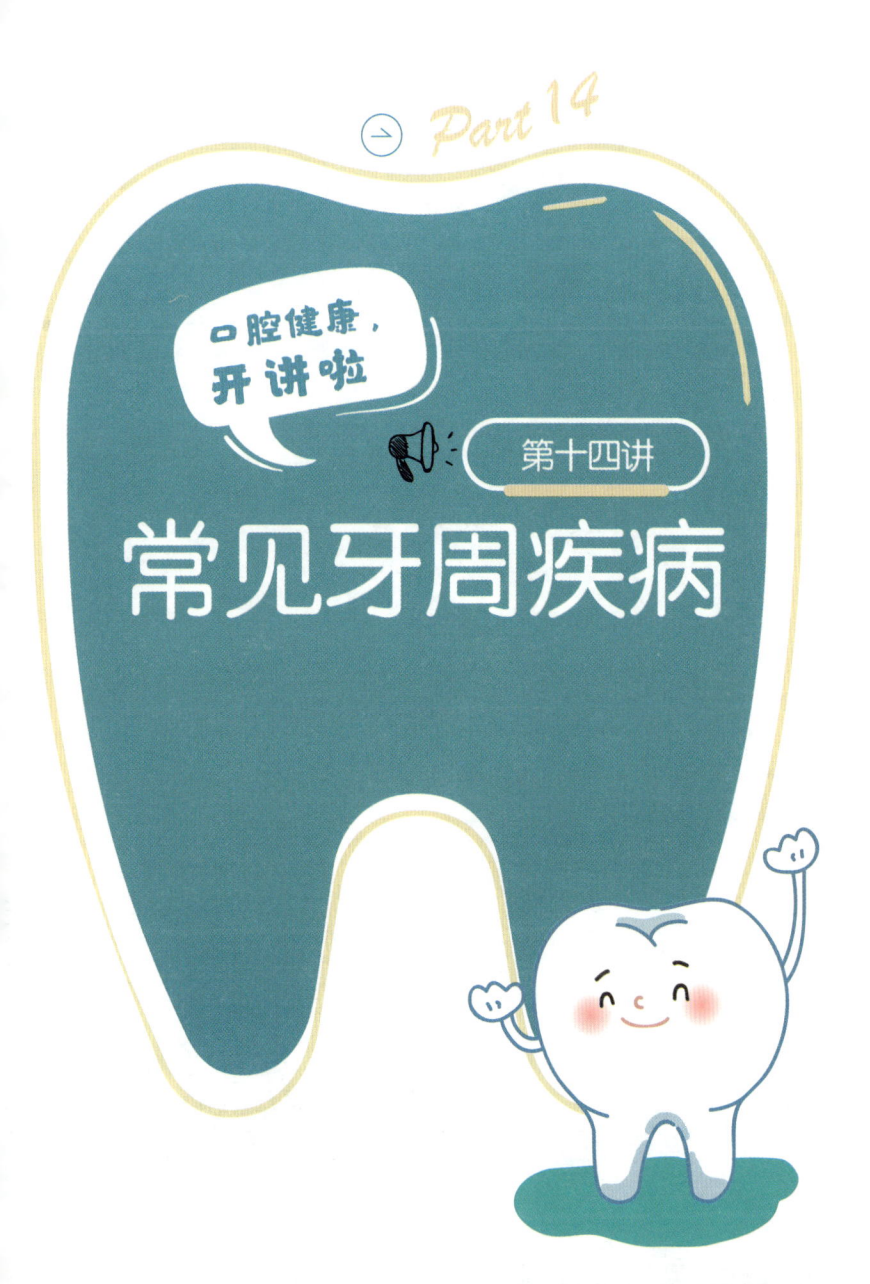

口腔健康，开讲啦

第十四讲

常见牙周疾病

牙周疾病是导致牙齿脱落的一大原因。有关调查显示,在我国中老年人群中,牙周健康者不足10%。重度牙周炎已经成为世界上第六大慢性非传染性疾病。

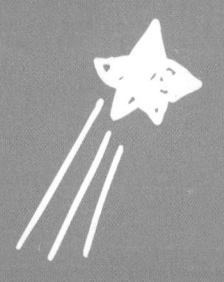

第十四讲 常见牙周疾病

牙周疾病的类型

目前牙周疾病有多种分类方法,但主要可分为五类:牙龈炎、慢性牙周炎、侵袭性牙周炎,以及其他疾病导致的牙周炎和牙周创伤。

· 牙龈炎主要指局限于牙龈组织的炎症,一般不蔓延到深部牙周组织。

· 慢性牙周炎最为常见,主要表现有牙龈红肿出血、牙周袋形成、牙周袋溢脓、牙齿松动、牙龈退缩、牙周脓肿等,牙周炎以形成病理性牙周袋为主要病变。

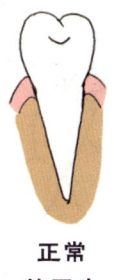

正常的牙齿　　形成牙周袋　　牙槽骨被吸收

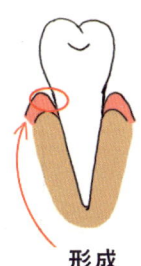

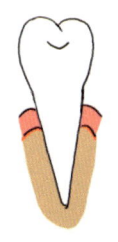

·侵袭性牙周炎,其特点是大部分患者都比较年轻,所以也称青少年牙周炎。该病侵袭发展迅速,发病早期牙齿出现松动、移位、牙周袋形成,然后出现一系列的感染。

·其他疾病,如掌跖角化-牙周破坏综合征、白细胞功能异常、糖尿病、艾滋病等,都可能导致牙周疾病。

·牙周创伤所致的牙周疾病通常发展缓慢,一般没有明显症状,偶尔感觉咀嚼无力,有隐痛或钝痛感。

第十四讲　常见牙周疾病

导致牙周疾病的因素

诱发牙周疾病的因素有很多，如牙菌斑、牙结石、咬合创伤、食物嵌塞、不良修复体、口呼吸，以及一些全身因素，如内分泌失调、长期服用药物等。总的来说，牙菌斑和牙结石是导致牙周疾病的首要病因。牙菌斑可理解为附着在牙面的细菌和食物残渣等的混合物，会导致蛀牙、牙周病。而附着在牙颈部，像水垢一样的物质是牙结石。牙结石无法通过刷牙清除，并且会对牙龈产生持续性的刺激，造成牙龈充血、水肿和炎症。

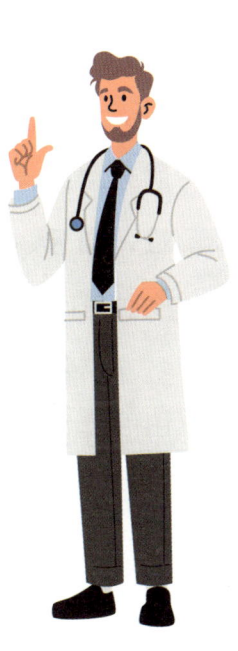

牙周疾病的症状

·牙龈红肿，易出血。正常牙龈呈粉红色，边缘薄且紧贴牙齿。牙龈发炎时，牙龈呈现出鲜红或暗红色，其边缘变厚、变圆钝，不再紧贴着牙面。炎症会导致原来致密坚韧的牙龈变得松软脆弱，缺乏弹性，刷牙、吸吮、咀嚼较硬食物时易出血。

·牙齿敏感。在日常生活中，牙齿遭受冷、热、酸等刺激时就会觉得不舒服。

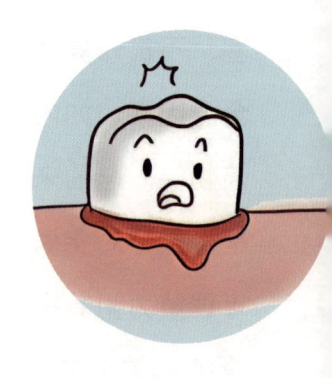

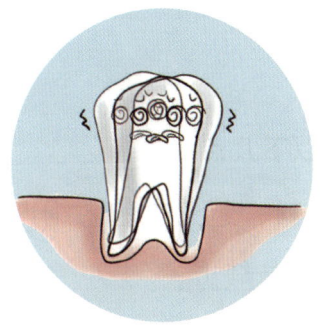

第十四讲 常见牙周疾病

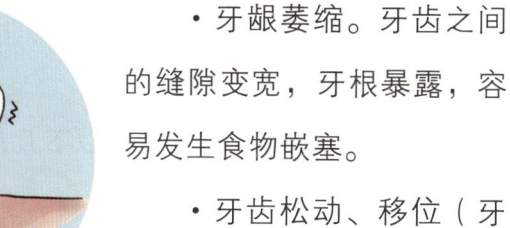

- 牙龈萎缩。牙齿之间的缝隙变宽,牙根暴露,容易发生食物嵌塞。
- 牙齿松动、移位(牙周疾病的晚期症状)。由于牙齿的支持组织丧失功能,牙齿逐渐松动。
- 牙齿脱落。 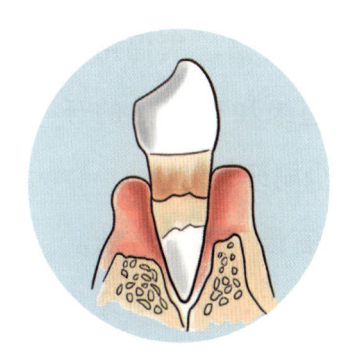
- 牙周袋脓液溢出。

如何预防牙周疾病

预防牙周疾病，需要做到以下几点：

·少吃甜食，少喝碳酸饮料，避免口腔内细菌大量滋生并产生酸性物质而导致龋齿。

·养成良好的口腔卫生习惯。早晚刷牙、餐后漱口，使用牙线或牙间刷。

·刷牙是控制牙菌斑的主要方法。提倡用水平颤动拂刷法，重点刷牙龈边缘和牙缝处的牙面，刷牙要面面俱到，每次至少刷牙3分钟。

·洁治（洗牙）是清除牙石最有效的方法。建议每年到专业医疗机构洁治1次，以预防牙周疾病。

·吸烟是牙周疾病的主要危险因素之一。戒烟对防治牙周疾病而言非常重要。

第十四讲 常见牙周疾病

·及时修复缺牙的情况，恢复口腔功能。牙齿缺失在我国中老年人群中很常见，约一半的老年人没有及时修复缺失的牙齿，且大多数义齿没有得到正确的护理。牙齿缺失会影响美观、发音和咀嚼功能，应当及时进行修复。修复后，要正确使用义齿并注意对其进行清洁和维护。

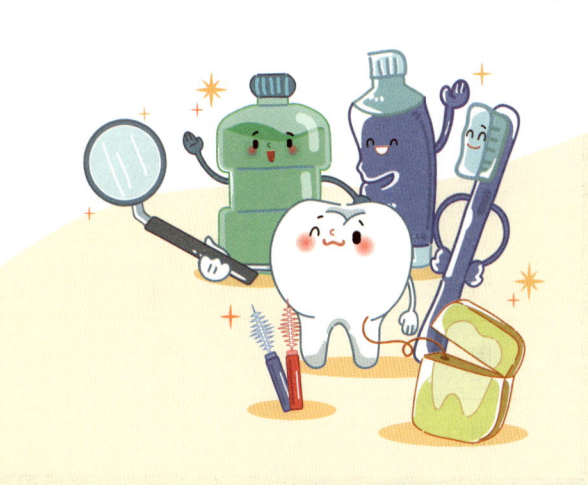

口腔健康，开讲啦

附录

刷牙记录表

	早上	睡前
周一		
周二		
周三		
周四		
周五		
周六		
周日		